儿科常见病与儿童保健康复

邓继红　满晓洁　黄东梅　主编

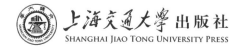

上海交通大学出版社
SHANGHAI JIAO TONG UNIVERSITY PRESS

内容提要

本书对儿科多种常见疾病的病因病机、临床表现、诊断方法、治疗等做了详细介绍，涵盖儿科常用诊疗技术、新生儿疾病、儿科神经系统疾病、儿科呼吸系统疾病、儿科循环系统疾病等。此外，还介绍了儿童保健与儿童康复的相关内容。本书可供各级医院儿科医护工作者、实习医师与见习医师参考，也可供儿科专业的医学生阅读使用。

图书在版编目（CIP）数据

儿科常见病与儿童保健康复 / 邓继红，满晓洁，黄东梅主编. --上海：上海交通大学出版社，2022.9
ISBN 978-7-313-26492-3

Ⅰ．①儿… Ⅱ．①邓… ②满… ③黄… Ⅲ．①小儿疾病－常见病－诊疗②小儿疾病－康复 Ⅳ．①R72

中国版本图书馆CIP数据核字（2022）第192470号

儿科常见病与儿童保健康复
ERKE CHANGJIANBING YU ERTONG BAOJIAN KANGFU

主　　编：	邓继红　满晓洁　黄东梅				
出版发行	上海交通大学出版社		地　　址：	上海市番禺路951号	
邮政编码：	200030		电　　话：	021-64071208	
印　　制	广东虎彩云印刷有限公司				
开　　本：	710mm×1000mm　1/16		经　　销：	全国新华书店	
字　　数：	224千字		印　　张：	12.75	
版　　次：	2023年1月第1版		插　　页：	2	
书　　号：	ISBN 978-7-313-26492-3		印　　次：	2023年1月第1次印刷	
定　　价：	128.00元				

前　言

　　儿科医学是医学领域中的一个重要组成部分,其研究对象小到呱呱坠地的新生儿,大到十五六岁的青少年。由此看来,儿科医师所面对的患者多是无法表达或表达不清的特殊人群,这就要求儿科医师不仅要有精湛的临床诊疗技术,更要有良好的人文关怀。近年来,随着医学科学技术的发展,儿科医学的基础理论、诊疗方法、预防保健及康复不断更新,更多先进的诊疗仪器和治疗方案也不断涌现出来,并被应用到临床中,大大提高了儿童疾病的治愈率,更好地促进了儿童的康复与健康成长。为了帮助儿科医护工作者跟上儿科发展的脚步,及时更新疾病相关知识,提高自身的诊断治疗水平,为患儿提供更好的帮助,我们组织了相关专业的学者和专家,总结多年的临床工作经验,共同编写了《儿科常见病与儿童保健康复》一书。

　　本书从儿科常用诊疗技术着手,重点阐述了新生儿疾病、儿科神经系统疾病、儿科呼吸系统疾病、儿科循环系统疾病、儿科消化系统疾病等儿科临床常见疾病的病因病机、临床表现、诊断与鉴别诊断、治疗与预后等内容,同时介绍了儿童保健与儿童康复的相关内容。本书在编写过程中,查阅了大量的国内外最新文献,内容详实,讲解通俗易懂,是一本实用性极强的临床儿科学书籍,非常适合年轻医护工作者在临床工作中遇到问题时参考阅读,同时也可以作为儿科专业医学生的指导用书。

在编写过程中，尽管编者对内容进行了多次认真的修改，但是由于编写经验不足、编写时间有限，书中难免存在疏漏和不足之处，恳请广大读者批评指正。

《儿科常见病与儿童保健康复》编委会
2022 年 7 月

目　录

第一章

儿科常用诊疗技术

第一节 血气分析

血气分析是测定肺通气、肺换气功能的重要指标,并能较准确地反映酸碱紊乱的状况,为临床常用的一项检查方法。

一、适应证

(1)各种疾病、创伤或手术所致呼吸或循环功能障碍者。

(2)某种原因可能引起的内环境紊乱者。

(3)危重症患者的监测。

二、禁忌证

无绝对禁忌证。

三、操作方法

(一)操作前准备

(1)向患儿及家属说明检查的目的,尽可能使患儿在平静状态下接受穿刺。

(2)准备 2 mL 无菌注射器、1 250 U/mL 肝素溶液、软木塞或橡胶塞、静脉穿刺盘等。

(二)穿刺采血

(1)先用 2 mL 无菌注射器抽吸肝素溶液 0.5 mL,来回推动针芯,使肝素溶液均匀涂布针筒内壁,然后针尖朝上,排弃针筒内的空气和多余的肝素溶液。

(2)一般可选桡动脉、股动脉或肱动脉为穿刺点进针。

(3)先用手指摸清动脉的搏动、走向、深度。

(4)常规消毒穿刺部位的皮肤触及操作者的左手示指和中指,然后左手示指和中指固定动脉,右手持注射器将针头刺入动脉,血液将借助动脉压推动针芯后移,一般采集 1 mL 动脉血。

(5)拔出针头,用消毒过的干棉签压迫穿刺处。

(6)立即排出针筒内气泡后,将针头刺入软木塞内以隔绝空气,并用手转动针筒数次,使血液与肝素溶液充分混匀,以防凝血。

(三)操作后护理

(1)穿刺处需按压 2~5 分钟,以防局部出血或形成血肿。

(2)详细填写化验单,注明采血时间、吸氧方法及浓度、机械通气参数等。

(3)采血后立即送检,以免影响测定结果。

四、注意事项

(1)根据仪器和治疗需要,可采集动脉、静脉或毛细血管血液标本。

(2)采集标本时应避免用力回抽,以免导致红细胞破坏影响测定结果。

(3)采集标本后应立即封闭针头斜面避免空气,并混匀。

(4)特殊情况下标本不能立即送检,应置于 4 ℃冰箱内保存,但时间不应超过 1 小时。

(5)采集标本时注意无菌操作。

(6)采血部位应尽量远离输液部位,以免影响结果。

(7)体温异常在输入数据时,应标注体温,将结果进行校正。

(8)对于异常结果需结合临床分析,判断真实性,必要时复查。

五、指标正常值及临床意义

(一)动脉血 pH

动脉血 pH 代表血中氢离子浓度。血中的碳酸氢盐缓冲对保持正常的血液酸碱度有很重要的作用。缓冲对中的碳酸氢盐由肾脏调节,碳酸由肺脏调节,当两者的比值保持在 20:1 时,血液 pH 为 7.40。动脉血 pH 正常为 7.35~7.45,低于 7.35 提示酸中毒,高于 7.45 提示碱中毒。但 pH 正常亦可能为代偿性酸、碱中毒,因此,要结合其他有关指标才能判断酸碱紊乱的类型。

(二)动脉血氧分压

动脉血氧分压指血液中物理溶解的氧分子所产生的压力。由于氧离曲线的特点,它作为缺氧的指标远较血氧饱和度敏感。正常值为 12.6~13.3 kPa,随年龄变化。

(三)动脉血二氧化碳分压

动脉血二氧化碳分压指血液中物理溶解的二氧化碳分子所产生的压力,是反映酸碱平衡中的呼吸因素的指标。通气不足时增高,表示有二氧化碳潴留;通气过度时,二氧化碳排出过多则降低。正常值为 $4.7\sim6.0$ kPa。在代谢性酸碱平衡紊乱时可有代偿性改变。

(四)标准碳酸氢

标准碳酸氢指隔绝空气的全血标本在 38 ℃、动脉血二氧化碳分压为 5.3 kPa、血红蛋白 100% 氧合的标准条件下,所测得的血浆碳酸氢根含量。正常值为 $22\sim27$ mmol/L(平均为 24 mmol/L)。它是反映酸碱平衡中代谢因素的指标,在呼吸性酸碱平衡紊乱时可有代偿性改变。

(五)缓冲碱

缓冲碱为血液中所有能起缓冲作用的碱量之和(包括碳酸氢根、血红蛋白、血浆蛋白及磷酸盐)。正常值为 $45\sim55$ mmol/L。在血红蛋白和血浆蛋白稳定的情况下,它的增减取决于标准碳酸氢盐。

(六)碱过剩

将隔绝空气的全血标本在 38 ℃、动脉血二氧化碳分压为 5.3 kPa(40 mmHg)、血红蛋白 100% 氧合的标准条件下,用强酸或强碱滴定至 pH 为 7.40 时所需的酸或碱量。它反映血中碱量增多或减少的具体程度。正常值为 ±3 mmol/L。超过 +3 表示碱多,低于 -3 表示酸多,代表代谢性酸碱平衡紊乱的指标。

(七)动脉血氧饱和度

动脉血氧饱和度指动脉血氧与血红蛋白的结合程度,是单位血红蛋白含氧百分数。正常值为 $95\%\sim98\%$。

(八)二氧化碳含量

二氧化碳含量指血、血浆或血清中全部二氧化碳的浓度,包括离子化和非离子化两部分。正常值为静脉血 $22\sim27$ mmol/L,动脉血 $19\sim25$ mmol/L。当二氧化碳潴留或碳酸氢根增加时均可使该值增加,反之降低。

(九)血氧含量

血氧含量指每 100 mL 血液实际结合的氧量,包括与血红蛋白结合及溶解于血液中的氧量。正常值为 $8.55\sim9.45$ mmol/L。

(十)肺泡-动脉血氧分压差

肺泡-动脉血氧分压差指肺泡氧分压与动脉血氧分压的差值。正常值在吸空气时为 $1.3\sim2.0$ kPa,吸纯氧时为 $3.3\sim10.0$ kPa。观察此值有助于了解低氧血症时的病理生理变化,如有弥散障碍、通气/血流比例失调及肺内动静脉分流时,除动脉血氧分压下降之外,尚有肺泡-动脉血氧分压差增高;而在通气不足时,虽有动脉血氧分压下降,但肺泡-动脉血氧分压差可正常;另外,此值还可受年龄因素影响。

第二节 氧气疗法

氧气疗法简称氧疗,是指通过给氧提高动脉血氧分压和氧饱和度,增加动脉血氧含量,纠正各种原因造成的缺氧状态,促进组织的新陈代谢,维持机体生命活动的一种治疗方法。

一、适应证

(1)由呼吸、循环、神经系统病变及其他疾病引起的呼吸困难、发绀者。

(2)重度贫血、休克及有缺氧表现的其他危重患儿。

(3)发生一氧化碳中毒、亚硝酸盐中毒、溺水、电击等意外者。

(4)新生儿窒息。

二、禁忌证

无绝对禁忌证。

三、准备工作

(一)器械准备

1.中心给氧

氧气流量表、一次性鼻导管或面罩或头罩、纱布、棉签、弯盘、胶布、输氧记录单、内盛冷开水小药杯、内盛 $1/3\sim1/2$ 无菌用水的湿化瓶或一次性使用湿化瓶。

2.氧气筒给氧

氧气筒、扳手,其他用物同前。

(二)患者准备

向患儿及家属说明氧疗的目的和注意事项。

四、操作方法

(一)鼻导管给氧法

用湿棉签清洗并检查患儿鼻腔,调节氧流量至 2～3 L/min,检查氧气管道的通畅性,将鼻导管插入鼻腔,深度一般为 1.5～2 cm,若用有双侧孔的鼻导管,则应将侧孔对准患儿的鼻孔,用胶布将鼻导管固定在鼻旁,记录上氧时间及流量,将输氧卡挂于醒目位置。用此法吸氧时,吸入氧浓度一般低于 30%,虽简便易行,但小儿不易接受,且分泌物易堵塞管腔,因此,要经常检查导管是否通畅。

(二)面罩给氧法

通过湿化瓶的氧气管道与面罩连接,调节氧流量一般为 5～8 L/min,检查管道的通畅性,将面罩固定于口鼻上方。此法吸入氧浓度为 35%～45%,当患儿不能耐受鼻导管给氧或效果不好时可改用本法,但用此法时,漏斗易移位,故应注意密切观察,随时调整面罩的位置。

(三)头罩给氧法

头罩大多由有机玻璃制成,其上有两个孔,一个用来连接氧气,另一个为出气孔,按小儿年龄不同选用大小合适的型号;给氧时将氧气流量调至 5～8 L/min,患儿的头部置于头罩内则吸入氧浓度可达 50%～60%。此法小儿较易接受,但头罩内应保持一定空间,如头罩内容积太小,患儿易感到憋闷而出现烦躁不安,此外还应注意头罩内的温度及湿度,若温度较高可放置冰块降温,使头罩内空气湿冷舒适,达到良好的给氧效果。

第三节 气管插管术

气管插管术是建立人工气道简单有效的方法,是窒息、心肺复苏、呼吸衰竭必不可少的治疗手段。其目的是开放气道,确保通气;清除呼吸道分泌物,以维持气道通畅及减少气道阻力;为正压人工呼吸、气管内给药、机械通气提供条件。

一、适应证

(1)功能性气道梗阻者。

(2)呼吸道痰堵或误吸者。

(3)任何原因导致自主呼吸不能维持正常气体交换,需使用机械通气者。

二、禁忌证

(1)颈椎损伤,颅底骨折。

(2)颌面、鼻咽部、上呼吸道畸形或损伤。

(3)口咽部灼烧伤,吞食腐蚀性物质。

作为抢救生命的呼吸支持措施,上述禁忌证有时仅为相对禁忌证。

三、准备工作

除窒息、心肺复苏需立即插管外,插管前应尽力完成准备工作,以利于安全插管,减少并发症。

(一)插管前评估

插管前实施有关常规检查(鼻腔、牙齿、张口度、颈部活动度、咽喉部情况等),评估是否存在插管困难;选择经口或经鼻途径、清醒或全麻下插管。

(二)器械准备

准备合适的喉镜和导管、导引钢丝、插管钳、注射器、牙垫、胶布、吸引装置、吸痰管、复苏囊、听诊器、心电监护仪或血氧饱和度监测仪等,有条件可准备呼吸末二氧化碳监测装置。

(三)患者准备

(1)告知患儿家属并签署知情同意书。

(2)下胃管排空胃内容物。

(3)开放静脉,监测生命体征。

(4)充分吸净口腔、鼻腔中分泌物,检查牙齿是否松动或有无义齿。

(5)必要时可行镇静、镇痛、肌松。

四、操作方法

(一)经鼻气管插管

(1)患儿仰卧,肩背部稍垫高,头略后仰,颈部平直,由助手扶持并固定。用复苏囊(口罩法)加压给氧,改善全身缺氧状态。

(2)声门运动活跃者可表面麻醉(新生儿除外)。

(3)观察鼻腔有无堵塞。

(4)将气管导管用无菌注射用水或生理盐水湿润,由一侧鼻孔插入鼻腔,向鼻内侧方向旋转式推进,通过后鼻道直至口咽部。如遇阻力,切忌暴力插入,可适当改变头部前后位置;也可加用金属导引芯改变导管曲度,使之顺利通过鼻腔。

(5)用示指拨开上下唇,左手持喉镜由口腔右侧放入,将舌推向左侧,使口、咽和气管轴呈一直线。直接暴露声门,直视下经口腔用插管钳将导管插入声门下 2~3 cm(达标示线)。新生儿、小婴儿的喉位置靠前,助手可轻压环状软骨,以利声门暴露。小儿上呼吸道最狭窄处在环状软骨环处,若导管不能顺利通过声门下,不可粗暴用力,应换小一号导管重插。

(6)插管成功,立即用复苏囊加压给氧,以改善缺氧状态,并借此检查插管位置是否正确。插管位置正确时双肺呼吸音对称;如双肺无呼吸音,腹部逐渐膨隆,示导管误入食管,需拔出重插;如左侧呼吸音明显减弱或消失,则导管插入过深,需在听诊呼吸音的同时略向外拔出。应用呼吸末二氧化碳监测最准确。

(7)确定插管位置无误后,用胶布固定,并记录导管留在鼻外的长度。

(8)清理气道分泌物,必要时应将吸出的第一管分泌物送细菌培养等检查。

(9)约束患儿的四肢,头、肩部用沙袋固定,尽可能保持头及躯干抬高 15°~20°。

(10)根据病情连接呼吸机进行机械通气或复苏囊给氧。

(11)拍胸片了解插管位置,导管末端应在气管隆嵴上 1~2 cm。同时观察肺部情况及是否存在气胸。

(二)经口气管插管

(1)患儿仰卧,头略后仰,颈部平直,使口、咽、气管呈一直线。

(2)右手示指和拇指撑开下颌,左手持喉镜自患儿右侧口角进入,将舌推向左侧,在中线位向前插入至咽部,暴露会厌。

(3)稍前进镜片,使其远端伸入舌根与会厌咽面间的会厌谷,上提喉镜,显露声门。若暴露不完全,可在环状软骨外压迫气管。

(4)右手持气管导管从右侧送入口咽,轻轻插入气管内,导管进入声门后,边送气管导管边拔导丝。导管上的黑色声门标记应置于声带水平,导管套囊应位于声门下。

(5)置牙垫(或口塞)于磨牙间,退出喉镜,用胶布将气管导管与牙垫一并固定。

(6)其他同"经鼻气管插管"。

第四节 胸腔闭式引流

胸腔闭式引流作为一种治疗手段,广泛地应用于血胸、气胸、脓胸的引流及开胸术后。

一、适应证

(1)中等量气胸或张力性气胸。

(2)外伤性中等量血胸。

(3)持续渗出的胸腔积液。

(4)脓胸、支气管胸膜瘘或食管瘘。

(5)开胸术后。

二、禁忌证

(1)凝血功能障碍,有出血倾向者。

(2)肝性胸腔积液、持续引流可导致大量蛋白质和电解质丢失者。

三、准备工作

(一)器械准备

胸腔闭式引流包,手套,治疗盘(皮肤消毒液、棉签、胶布或胶贴、50 mL 注射器、2%利多卡因等),废液盛器,需做细菌培养者要准备培养基;合适的引流管(以外径约为 0.8 cm 的多侧孔透明塑料管或硅胶管为好),外接闭式引流袋或水封瓶。

(二)患者准备

向患儿及家属做好解释工作,并签署知情同意书。

(三)操作者准备

洗手,戴口罩、帽子。

四、操作方法

(一)置管位置

(1)借助胸片、计算机体层成像(computed tomography ,CT)或 B 超选择置管位置。

（2）液体引流一般选择肩胛角线第 7～9 肋间，或腋前线第 5～6 肋间、腋中线第 6～7 肋间、腋后线第 7～8 肋间。

（3）气体引流一般选择患侧锁骨中线第 2 肋间或腋中线第 4～5 肋间。

用甲紫棉签在皮肤上做好标记。

（二）体位

患儿取半卧位。

（三）消毒和麻醉

常规消毒皮肤，铺巾，戴灭菌手套，用 2% 利多卡因在标记好的切口处进行胸壁各层局部浸润麻醉，直至胸膜，并可见积液或积气抽出。

（四）置管

1.肋间切开插管法

（1）沿肋间走行切开皮肤 1～2 cm，沿肋骨上缘伸入血管钳，分开肋间肌肉各层直至胸腔。

（2）见有液体或气体涌出时立即置入引流管，引流管伸入胸腔深度不宜超过 4～5 cm。

（3）以丝线缝合胸壁皮肤切口，并结扎固定引流管，敷盖无菌纱布。

（4）引流管末端连接至水封瓶，引流瓶置于病床下不易被碰倒的地方。

2.套管针插管法

（1）持蓝空针沿麻醉点进针至回吸有液体或气体。

（2）通过蓝空针针芯置入导引钢丝（弯头朝前），深度以弯头超过蓝空针针尖即可，不要过深以免导丝打折，固定导丝不动拔出蓝空针。

（3）沿导引钢丝置入扩皮器扩皮（注意力度适当，不采取暴力），拔出扩皮器。

（4）沿导丝置入中心静脉留置软管或猪尾巴管，深度为 10～15 cm。

（5）胶贴固定或缝合皮肤并固定引流管，末端连接水封瓶。

（五）拔管

拔管前先用止血钳夹住引流管，嘱患者深吸气后屏气，用凡士林纱布盖住引流口，迅速拔管，压紧纱布避免空气进入胸腔。

第二章

新生儿疾病

第一节　新生儿窒息

新生儿窒息是指由于产前、产时或产后的各种病因,使胎儿发生宫内窘迫或娩出过程中发生呼吸、循环障碍,导致出生后1分钟内无自主呼吸或未能建立规律呼吸,以低氧血症、高碳酸血症和酸中毒为主要病理生理改变的疾病,是新生儿死亡及小儿致残的主要疾病之一。

一、病因

凡能导致胎儿或新生儿缺氧的各种因素均可引起窒息。

(一)孕妇疾病

(1)缺氧:呼吸功能不全、严重贫血及一氧化碳中毒等。

(2)胎盘功能障碍:心力衰竭、血管收缩(如妊娠高血压综合征)、低血压等。

(3)其他:年龄≥35岁或<16岁及多胎妊娠等的孕妇,胎儿或新生儿的窒息发生率较高。

(二)胎盘异常

前置胎盘,胎盘早期剥离和胎盘钙化、老化等。

(三)脐带异常

脐带受压、脱垂、绕颈、打结、过短和牵拉等。

(四)胎儿因素

(1)早产儿、小于胎龄儿、巨大儿等。

(2)畸形:如后鼻孔闭锁、肺膨胀不全、先天性心脏病等。

(3)宫内感染致神经系统、呼吸系统受损。

(4)呼吸道阻塞:如胎粪吸入等。

(五)分娩因素

难产,产钳、胎头吸引,产程中使用麻醉药、镇痛药及催产药等。

二、病理生理

正常新生儿通常于生后 2 秒开始呼吸,5 秒后啼哭,10 秒至 1 分钟出现规律呼吸。新生儿窒息的本质为缺氧。

(一)缺氧后的细胞损伤

1.可逆性细胞损伤

缺氧首先是线粒体内氧化磷酸化发生障碍,腺苷三磷酸(adenosine triphosphate,ATP)产生减少,使葡萄糖无氧酵解增强,细胞水肿及细胞内钙超载。若此阶段能恢复血流灌注和供氧,上述变化可完全恢复,一般无后遗症。

2.不可逆性细胞损伤

长时间或严重缺氧导致线粒体形态异常和功能变化,细胞膜损伤及溶酶体破裂。此阶段即使恢复血流灌注和供氧,上述变化亦不可完全恢复,存活者多有后遗症。

3.血流再灌注损伤

复苏后,由于血流再灌注可导致细胞内钙超载和氧自由基增加,从而引起细胞损伤的进一步加重。

(二)窒息的发展过程

1.原发性呼吸暂停

缺氧初期,机体出现代偿性血流灌注重新分配。由于儿茶酚胺分泌增加和其选择性血管的收缩作用,使肺、肾、消化道、肌肉及皮肤等器官的血流量减少,而脑、心及肾上腺的血流量增加。此时由于缺氧而导致的呼吸停止,即原发性呼吸暂停,表现为呼吸暂时停止,心率先增快后减慢,血压升高,伴有发绀,但肌张力存在。若病因解除,经呼吸道清理和刺激即可恢复自主呼吸。

2.继发性呼吸暂停

若缺氧持续存在,在原发性呼吸暂停后出现几次喘息样呼吸,继而出现呼吸停止,即继发性呼吸暂停。此时表现为呼吸停止,心率和血压持续下降,周身皮肤苍白,肌张力消失。此阶段对呼吸道清理和刺激无反应,通常需正压通气方可恢复自主呼吸。

临床上有时难以区分原发性和继发性呼吸暂停,为不延误抢救,均可按继发性呼吸暂停处理。

三、临床表现

(一)胎儿宫内窘迫

早期有胎动增加,胎心率≥160次/分;晚期则胎心率<100次/分,胎动减少,甚至消失;羊水常混有胎粪。

(二)窒息程度判定

阿普加评分是临床评价新生儿窒息程度的简易方法。①评价时间:分别于生后1分钟、5分钟和10分钟进行。②内容:包括皮肤颜色、心率、对刺激的反应、肌张力和呼吸。③评价标准:每项0~2分,满分共10分。1分钟阿普加评分8~10分为正常,4~7分为轻度窒息,0~3分为重度窒息。④评估的意义:1分钟评分反映窒息严重程度;5分钟及10分钟评分除反映窒息严重程度外,还可反映窒息复苏的效果及帮助判断预后。⑤注意事项:应客观、快速、准确地进行评估。胎龄小的早产儿成熟度低,虽无窒息,但评分较低;孕妇应用镇静药等,评分可较实际低。

(三)并发症

由于窒息程度及复苏效果的不同,发生器官损害的种类及严重程度各异。常见并发症有如下几种。①中枢神经系统:缺氧缺血性脑病和颅内出血;②呼吸系统:肺炎、胎粪吸入综合征、呼吸窘迫综合征及肺出血等;③心血管系统:缺氧缺血性心肌损害、持续性肺动脉高压等;④泌尿系统:肾功能不全、急性肾小管坏死及肾静脉血栓形成等;⑤代谢方面:低血糖或高血糖,低血钙及低钠血症等;⑥消化系统:应激性溃疡和坏死性小肠结肠炎等。

四、辅助检查

对宫内缺氧胎儿,在胎头露出宫口时取头皮血进行血气分析,以估计宫内缺氧程度。生后应检测动脉血气、血糖、电解质、血尿素氮和肌酐等生化指标。

五、治疗

复苏必须分秒必争,由产科、新生儿科医师合作进行。

(一)复苏方案

采用国际公认的ABCDE复苏方案:①A,清理呼吸道;②B,建立呼吸;③C,

恢复循环;④D,药物治疗;⑤E,评估和环境(保温)。其中评估和环境(保温)贯穿于整个复苏过程中。执行 ABCD 每一步骤的前后,应对评价指标即呼吸、心率和氧饱和度进行评估。根据评估结果做出决定,执行下一步复苏措施,即应遵循评估→决定→操作→再评估→再决定→再操作,如此循环往复,直到完成复苏。

严格按照 ABCD 步骤进行复苏,其顺序不能颠倒。大多数经过 A 和 B 步骤即可复苏,少数则需要 A、B 及 C 步骤,仅极少数需要 A、B、C 及 D 步骤才可复苏。目前新的复苏指南对于有关用氧的推荐是,建议在产房内使用空氧混合仪以及脉搏氧饱和度仪。无论是足月儿还是早产儿,正压通气均要在氧饱和度仪的监测指导下进行。足月儿可用空气复苏,早产儿开始给 30%～40% 的氧,用空氧混合仪根据氧饱和度调整给氧浓度,使氧饱和度达到目标值。如果有效通气 90 秒后心率不增加或氧饱和度增加不满意,应当考虑将氧浓度提高到 100%。新生儿生后导管前氧饱和度标准:1 分钟 60%～65%;2 分钟 65%～70%;3 分钟 70%～75%;4 分钟 75%～80%;5 分钟 80%～85%;6 分钟 85%～90%。

(二)复苏步骤

将出生新生儿置于预热的自控式开放式抢救台上,设置腹壁温度为36.5 ℃。摆好体位,肩部以布卷垫高 2～3 cm,使颈部轻微伸仰,然后进行复苏。头颈不能过度伸仰,也不能屈颈。

1.清理呼吸道(A)

应立即吸净口、鼻腔的黏液和羊水,因鼻腔较敏感,受刺激后易触发呼吸,故应先吸口腔,后吸鼻腔。如羊水混有胎粪,新生儿娩出时应评价有无活力。有活力指规则呼吸或哭声响亮、肌张力好及心率＞100 次/分。这 3 项中有 1 项不好者为无活力。有活力者继续进行初步复苏,无活力者应立即行气管插管,以吸净气道内的胎粪。

2.建立呼吸(B)

建立呼吸包括触觉刺激和正压通气。①触觉刺激:清理呼吸道后拍打或弹足底 1～2 次或沿长轴快速摩擦腰背皮肤 1～2 次。如出现正常呼吸,心率＞100 次/分,氧饱和度达到目标值时可继续观察。②正压通气:经触觉刺激后无规律呼吸建立、心率＜100 次/分或氧饱和度低于目标值时,应用面罩和复苏囊进行正压通气。通气频率为 40～60 次/分,吸呼之比为 1:2,压力为 0～2.5 kPa。有效的正压通气应显示心率迅速增快,以心率、胸廓起伏、呼吸音及氧饱和度来评价。

3.恢复循环（C）

恢复循环即胸外心脏按压。如有效正压通气30秒后，心率＜60次/分，应在继续正压通气的条件下，同时进行胸外心脏按压。通常采用双拇指或中、示指按压胸骨体下1/3处，频率为120次/分，按压深度为胸廓前后径的1/3。需要胸外按压时，应气管插管进行正压通气。

4.药物治疗（D）

（1）肾上腺素：指征为心搏停止或在30秒的正压通气和胸外按压后，心率持续＜60次/分。剂量为1∶10 000肾上腺素0.1～0.3 mL/kg，静脉推注（或气管内注入0.5～1 mL/kg），必要时3～5分钟后可重复1次。

（2）扩容剂：①有低血容量或休克的新生儿对其他复苏措施无反应，可考虑扩充血容量。②扩容剂可选择等渗晶体溶液，推荐使用生理盐水。大量失血则需要输入与患儿同型血或O型红细胞悬液。③首次剂量为10 mL/kg，经外周静脉或脐静脉推入（＞10分钟）。在进一步的临床评估和观察反应后可重复注入1次。

（三）复苏后的监护和转运

复苏后立即进行血气分析，有助于评估窒息的程度和转归。及时对脑、心、肺、肾及胃肠等器官功能进行监测。密切监测体温、呼吸、心率、血压、尿量、肤色、血气、血糖和电解质等。如并发症严重，需转运到新生儿重症监护室治疗，转运中需注意保温、监护生命体征和予以必要的治疗。

第二节 新生儿呼吸窘迫综合征

新生儿呼吸窘迫综合征是由肺泡表面活性物质缺乏及肺结构发育不成熟所致，多见于早产儿，胎龄愈小，发病率愈高，为生后不久出现呼吸窘迫并进行性加重的临床综合征。由于该病在病理形态上有肺透明膜的形成，故又称之为肺透明膜病。

一、病因与发病机制

1959年，Avery及Mead首次发现，新生儿呼吸窘迫综合征是由于肺泡表面活性物质缺乏所致，与肺上皮细胞合成分泌肺泡表面活性物质不足密切相关。

　　肺泡表面活性物质是由Ⅱ型肺泡上皮细胞合成并分泌的一种磷脂蛋白复合物,其中磷脂约占80%,蛋白质约占13%,其他还含有少量中性脂类和糖。肺泡表面活性物质的磷脂中,磷脂酰胆碱即卵磷脂,是起表面活性作用的重要物质,孕18～20周开始产生,孕35～36周迅速增加至肺成熟水平。其次是磷脂酰甘油,孕26～30周前浓度很低,孕36周达高峰,足月时约为高峰值的1/2。此外,尚有其他磷脂,其中鞘磷脂的含量较恒定,只在孕28～30周出现小高峰,故羊水或气管吸引物中卵磷脂/鞘磷脂的比值可作为评价胎儿或新生儿肺成熟度的重要指标。肺泡表面活性物质覆盖在肺泡表面,其主要功能是降低肺泡表面张力,防止呼气末肺泡萎陷,以保持功能余气量,维持肺顺应性,稳定肺泡内压和减少液体自毛细血管向肺泡渗出。

　　对于肺发育尚未成熟的早产儿,胎龄愈小,肺泡表面活性物质的量也愈低,使肺泡表面张力增加,呼气末功能余气量降低,肺泡趋于萎陷。呼吸窘迫综合征患儿的肺功能异常主要表现为肺顺应性下降,气道阻力增加,通气(血流)降低,气体弥散障碍及呼吸功能增加,从而导致缺氧、代谢性酸中毒及通气功能障碍所致的呼吸性酸中毒;由于缺氧及酸中毒使肺毛细血管通透性增高,液体漏出,使肺间质水肿和纤维蛋白沉着于肺泡表面形成嗜伊红透明膜,进一步加重气体弥散障碍,加重缺氧和酸中毒,并抑制肺泡表面活性物质合成,形成恶性循环。此外,严重缺氧及混合性酸中毒也可导致新生儿持续性肺动脉高压的发生。

二、高危因素

(一)早产儿

　　早产儿胎龄越小,发病率越高。2010年,EuroNeoStat数据显示,26～27周早产儿呼吸窘迫综合征的发生率为88%,30～31周早产儿的发生率为52%。

(二)糖尿病母亲新生儿

　　母亲患糖尿病,胎儿血糖增高,胰岛素分泌增加,高浓度胰岛素能拮抗肾上腺皮质激素对肺泡表面活性物质合成的促进作用,故糖尿病母亲的新生儿呼吸窘迫综合征的发生率比正常增加5～6倍。

(三)择期剖宫产儿

　　分娩未发动时行剖宫产,缺乏宫缩,儿茶酚胺和肾上腺皮质激素的应激反应较弱,影响肺泡表面活性物质的合成分泌。

(四)围生期疾病

　　窒息、低体温、前置胎盘、胎盘早剥和母亲低血压等所致的胎儿血容量减少,均可诱发呼吸窘迫综合征。

(五)基因

少数患儿肺泡表面活性物质中 *SP-A* 或 *SP-B* 基因变异或缺陷,使肺泡表面活性物质不能发挥作用。此类患儿,不论足月还是早产,均易发生呼吸窘迫综合征。

三、临床表现

多见于早产儿,生后不久(一般 6 小时内)出现呼吸窘迫,并呈进行性加重是本病特点。主要表现为呼吸急促(＞60 次/分),鼻翼翕动,呼气呻吟,吸气性三凹征和青紫严重时表现为呼吸浅表、呼吸节律不整、呼吸暂停及四肢松弛。由于呼气时肺泡萎陷,体格检查可见胸廓扁平;因潮气量小,听诊两肺呼吸音减低,肺泡有渗出时可闻及细湿啰音。

随着病情逐渐好转,由于肺血管阻力下降,有 30％～50％ 的患儿于呼吸窘迫综合征恢复期出现动脉导管开放,分流量较大时可发生心力衰竭、肺水肿。故恢复期的呼吸窘迫综合征患儿,其原发病已明显好转,突然出现对氧气的需求量增加、难以纠正和解释的代谢性酸中毒、喂养困难、呼吸暂停、周身发凉、皮肤花纹及肝脏在短时间内进行性增大,应注意本病。

呼吸窘迫综合征通常于生后 24～48 小时病情最重,病死率较高,能存活3 天以上者,肺成熟度增加,病情逐渐恢复。近年来,由于肺泡表面活性物质的广泛应用,呼吸窘迫综合征的病情已减轻,病程亦缩短。此外,随着选择性剖宫产的增加,近年来足月儿呼吸窘迫综合征的发病率有不断上升趋势,起病稍迟,症状可能比早产儿更重,且易并发新生儿持续性肺动脉高压,肺泡表面活性物质的使用效果不及早产儿。

四、并发症

由于本病绝大多数患儿为早产儿,在整个治疗过程中可出现各种早产儿易发生的并发症,如动脉导管开放、肺出血、颅内出血、呼吸机相关性肺炎、气压伤、支气管肺发育不良、早产儿视网膜病等。

五、辅助检查

(一)实验室检查

1.泡沫试验

取患儿的胃液或气道吸引物 1 mL 加 95％乙醇 1 mL,振荡 15 秒,静置 15 分钟后沿管壁有多层泡沫形成则可除外呼吸窘迫综合征。若无泡沫可考虑为呼吸窘迫综合征,两者之间为可疑。其原理是,由于肺泡表面活性物质利于泡沫的形成和稳定,而乙醇则起抑制作用。

2.肺成熟度的判定

测定羊水或患儿气管吸引物中卵磷脂/鞘磷脂,若≥2,提示"肺成熟",1.5～2为可疑,<1.5为"肺未成熟";肺泡表面活性物质中其他磷脂成分的测定也有助于诊断。

3.血气分析

pH 值和动脉氧分压降低,动脉二氧化碳分压增高,碳酸氢根减少。

(二)X 线检查

本病的 X 线检查具有特征性表现,是目前确诊呼吸窘迫综合征的最佳手段。①两肺呈普遍性的透过度降低,可见弥漫性均匀一致的细颗粒网状影,即毛玻璃样改变;②在弥漫性不张肺泡(白色)的背景下,可见清晰充气的树枝状支气管(黑色)影,即支气管充气征;③双肺野均呈白色,肺肝界及肺心界均消失,即白肺。

(三)超声检查

彩色多普勒超声有助于动脉导管开放的确定。

六、鉴别诊断

(一)湿肺

湿肺多见于足月剖宫产儿,系由肺淋巴或(和)静脉吸收肺液功能暂时低下,影响气体交换所致。生后很快出现呼吸急促(＞60 次/分),甚至达 100～120 次/分,多数反应好,但重者也可有发绀、呻吟、拒乳等。查体可见"桶状胸",呼吸音减低,可闻及湿啰音。X 线检查以肺泡、间质、叶间胸膜积液为特征,严重时合并有胸腔积液。本病属自限性疾病,预后良好,大多数患儿给予吸氧24～48 小时后很快缓解。

(二)B 组链球菌肺炎

B 组链球菌肺炎是由 B 组链球菌败血症所致的宫内感染性肺炎。其临床表现及 X 线征象有时与呼吸窘迫综合征难以鉴别。但前者母亲妊娠晚期多有感染、羊膜早破或羊水有异味史,母亲血液或宫颈拭子培养有 B 组链球菌生长;患儿外周血象、C 反应蛋白、血培养等也可提示有感染证据。此外,B 组链球菌肺炎的病程与呼吸窘迫综合征的不同,且抗生素治疗有效。

(三)膈疝

患儿出生不久表现为阵发性呼吸急促及发绀,查体可见腹部凹陷,患侧胸部呼吸音减弱甚至消失,可闻及肠鸣音(易被误认为是水泡音);X线胸片可见患侧胸部有充气的肠曲或胃泡影及肺不张,纵隔向对侧移位。

七、治疗

目的是保证通换气功能正常,待自身肺泡表面活性物质产生增加,呼吸窘迫综合征得以恢复。机械通气和应用肺泡表面活性物质是治疗的重要手段。

(一)一般治疗

一般治疗包括:①保温,将婴儿置于暖箱或辐射式抢救台上,保持皮肤温度在 $36.5\ ℃$;②监测体温、呼吸、心率、血压和动脉血气;③保证液体和营养供应,第 1 天液体量为 $70\sim80\ mL/(kg \cdot d)$,以后逐渐增加,液体量不宜过多,否则易导致动脉导管开放,甚至发生肺水肿;④纠正酸中毒;⑤呼吸窘迫综合征患儿在败血症被排除前,建议常规使用抗生素。

(二)氧疗和辅助通气

1.吸氧

轻症可选用鼻导管、面罩及头罩等方法吸氧,维持动脉血氧分压在 $6.7\sim10.6\ kPa$ 和经皮血氧饱和度在 $90\%\sim95\%$ 为宜。

2.持续气道正压

持续气道正压多适用于轻、中度呼吸窘迫综合征患儿。对于已确诊的呼吸窘迫综合征,越早使用持续气道正压,越能避免后续经气管插管呼吸机的应用。①指征:吸入氧分数>0.3,动脉血氧分压$<6.7\ kPa$ 或经皮血氧饱和度$<90\%$。②方法:一般采用鼻塞法。③参数:压力一般为 $0.3\sim0.8\ kPa$,呼吸窘迫综合征至少保证 $0.6\ kPa$,但一般不超过 $1.0\ kPa$。气体流量最低为患儿 3 倍的每分通气量或 $5\ L/min$,吸入氧分数则根据动脉血氧饱和度进行设置和调整。

3.常频机械通气

目前国内外尚无统一标准,其参考标准如下:①吸入氧分数$=0.6$,动脉血氧分压$<6.7\ kPa$ 或经皮血氧饱和度$<85\%$(发绀型先天性心血管病除外);②动脉血二氧化碳分压$>8.0\ kPa$,伴 pH 值<7.25;③严重或药物治疗无效的呼吸暂停。具备上述任意一项者即可经气管插管应用机械通气。

近年来大样本、多中心研究表明,当常频机械通气治疗难以奏效时,可改用高频振荡呼吸机,已取得较好疗效。

(三)肺泡表面活性物质替代疗法

该疗法可明显降低呼吸窘迫综合征的病死率及气胸的发生率,同时可改善肺顺应性和通换气功能,降低呼吸机参数。

1.应用指征

已确诊的呼吸窘迫综合征或产房内防止呼吸窘迫综合征的预防性应用。

2.使用方法

(1)时间:对于胎龄较小和出生体重较轻的早产儿,出生后最好立即给予肺泡表面活性物质,可预防呼吸窘迫综合征的发生,或减轻其严重程度;对于已确诊该病的患儿,应立即给予替代疗法。对部分病情仍在进展的患儿(如持续不能离氧,需要机械通气),需使用第二剂或第三剂肺泡表面活性物质。

(2)剂量:每种肺泡表面活性物质产品均有各自的推荐剂量,多数报道首次为 $100\sim200$ mg/kg,再次给予为 100 mg/kg。

(3)方法:药物(干粉剂需稀释)摇匀后,经气管插管缓慢注入肺内。

3.其他

应用肺泡表面活性物质后,当潮气量迅速增加时,应及时下调吸气峰压及呼气末正压通气,以免发生肺气漏;预防性应用肺泡表面活性物质时,应避免因气管插管时间过长而发生低氧血症,甚至导致早产儿脑损伤。

(四)并发症治疗

并发动脉导管未闭时,用吲哚美辛可减少前列腺素 E 的合成,有助于导管关闭。首剂量为每次 0.2 mg/kg,静脉用药,用药后 12 小时、24 小时可再重复1次,每次 0.1 mg/kg。不良反应包括肾功能损害、尿量减少、出血倾向等,停药后可恢复。也可使用布洛芬,布洛芬治疗动脉导管未闭与吲哚美辛具有同样疗效,且不发生使用吲哚美辛的一些并发症,对肾脏的不良反应更小。首次剂量为 10 mg/kg,口服,用药后 24 小时、48 小时后再重复 1 次,每次剂量为 5 mg/kg。但对胎龄<27 周的早产儿用药应慎重。对应用上述药物无效,严重影响心肺功能者,可考虑手术结扎。

并发新生儿持续性肺动脉高压时,吸入一氧化氮,先用 5 ppm,如疗效不理想,可逐渐增至 $10\sim20$ ppm,逐步下降,一般维持 $3\sim4$ 天。

第三节 新生儿胎粪吸入综合征

新生儿胎粪吸入综合征常发生于足月儿、小于胎龄儿及过期产儿。此类患儿病史中常有围生期窒息史,母亲常有产科并发症,分娩时有产程延长及羊水胎粪污染现象。当有急、慢性缺氧及呼吸窘迫或宫内感染时,均可导致胎粪排于宫内。羊水被胎粪污染,胎儿出生前或出生时因吸入胎粪引起气道阻塞,严重者生后有呼吸困难、肺不张,使肺部气体交换障碍。若妊娠末期或产时能做好胎心监护,产房能做好气管内吸引,常可避免大量胎粪吸入。急慢性缺氧和(或)感染均可造成宫内排出胎粪,在应激状态下宫内产生喘气可吸入大量胎粪污染的羊水。

8%~25%的活产婴儿在分娩过程中有羊水胎粪污染,早产儿被胎粪污染的机会低。超过 37 妊娠周龄者中,约 5%的羊水胎粪污染者发展为胎粪吸入综合征,其中将近 50%的婴儿需要机械通气。

一、病因及发病机制

急、慢性宫内缺氧可导致肠系膜血管收缩,肠道缺血,肠蠕动亢进,肛门括约肌松弛而引起宫内排胎粪。宫内缺氧胎儿呼吸时可吸入已被胎粪污染的羊水,婴儿前几次呼吸可将上呼吸道含胎粪小颗粒的羊水吸入细支气管,产生小节段性肺不张、局限性阻塞性肺气肿及化学性肺炎,使肺的通气、血流比例失调,影响气体交换,造成严重呼吸窘迫,甚至并发气胸及持续性肺动脉高压。胎粪吸入综合征患儿约有 1/3 并发肺动脉高压,在宫内脐带长时间受压可导致肺血管重构,造成持续性肺动脉高压。

二、临床表现

多数婴儿于出生时皮肤常覆盖胎粪,指、趾甲及脐带为胎粪污染呈黄、绿色,经复苏建立自主呼吸后不久即出现呼吸困难、青紫。胎粪吸入综合征可分为轻、中、重度,轻度胎粪吸入综合征只需用 40%的氧气吸入,时间为 48 小时左右;中度需用>40%的氧吸入,时间<48 小时;一般认为产生气漏时及严重者需机械通气治疗,时间常需>48 小时,且常并发肺动脉高压。当气体滞留于肺部时,因肺部过度扩张可见胸廓前、后径增宽呈桶状,听诊可闻粗大啰音及细小捻发音;出生时有严重窒息者可有苍白和肌张力低下,严重缺氧可造成心功能不全、心率减慢、外周循环灌注不足及休克。10%~20%的患儿可伴有气胸及纵隔积气。

当并发肺动脉高压时常呈严重发绀。多数患儿于 7～10 天恢复。

三、X 线表现

(一)轻型

肺纹理增粗,呈轻度肺气肿,横膈轻度下降,诊断需结合病史及临床,常仅需吸入低于 40% 的氧,吸氧时间<48 小时。

(二)中型

肺野有密度增加的粗颗粒或片状、团块状、云絮状阴影,或有节段性肺不张及透亮充气区,心影常缩小,常需吸入>40% 的氧,持续吸氧时间>48 小时,但无气漏发生。

(三)重型

两肺有广泛粗颗粒阴影或斑片云絮状阴影及肺气肿现象,有时可见肺不张和炎症融合形成大片状阴影,常并发气胸或纵隔积气,需机械通气治疗,持续通气时间常超过 48 小时,常伴肺动脉高压。

四、治疗

(一)清理呼吸道

见到胎粪污染羊水时,于婴儿胸部娩出前清理口、鼻、咽分泌物,用大口径吸管吸出含胎粪的黏液、羊水。窒息如无活力婴儿出生时,立即在喉镜下用胎粪吸引管行气管内吸引,然后再按复苏步骤处理,必要时需再次气管插管吸引;如自主呼吸有力可拔除气管插管,继续观察呼吸症状,同时摄胸片了解肺部吸入情况。生后的头 2 小时内,每 30 分钟行胸部物理治疗及吸引一次,如有呼吸道症状出现,胸部 X 线片有斑片阴影时,以后每隔 3～4 小时行胸部物理治疗及吸引一次。

(二)一般处理及监护

应注意保温,需将患儿置于合适的中性环境温度中;有呼吸系统症状者应进行血氧监测,可行血气分析或以经皮测氧仪或脉搏血氧饱和度仪监测氧合状态,及时处理低氧血症。如有严重低氧血症疑并发持续性肺动脉高压时,如条件许可应作脐动脉插管。严重窒息者应每隔 2 小时监测血压 1 次,液体需稍加限制,以防止脑及肺水肿。但当有低血压、灌流不足及心搏出量不足表现时,必要时可用正性肌力药物,如多巴胺,并输入生理盐水,可考虑血浆或 5% 清蛋白;对于严重室息患儿尚需精确记录尿量,为防止脑水肿及肾衰竭,需限制液体,生后第1天给液量为 60 mL/kg,第 2 天根据尿量可增加至 60～80 mL/kg,有代谢性酸中毒者应以碳酸氢钠纠正。此外尚需监测血糖及血钙,发现异常均应及时纠正。

(三)氧疗

物理治疗过程中需同时供氧,证实有低氧血症时应给予头罩湿化、加温吸氧,随时调整吸入氧浓度,使血氧分压保持在 6.7 kPa 以上,因为持续低氧会造成肺血管痉挛并发持续性肺动脉高压。

(四)机械通气

严重者当吸入氧浓度增加至 60%,而动脉血氧分压<6.7 kPa 或动脉血二氧化碳分压>8.0 kPa 时,需机械通气治疗。呼吸机应用参数各家报道并不完全一致,但为防止空气进一步滞留于肺内,不能用太高呼气末正压,推荐用 0.3～0.6 kPa。有学者认为可用较高吸气峰压 2.9～3.4 kPa,呼吸频率 20～25 次/分,吸气时间 0.4～0.5 秒,应有足够呼气时间;也有学者认为开始呼吸机设置可为吸入氧浓度 80%,呼吸频率 60 次/分,吸气峰压 2.5 kPa,呼气末正压 0.3 kPa。某些患儿对较快的通气频率及较短的吸气时间(每次 0.2 秒)反应良好,常规呼吸机治疗失败或并发气漏时,改用高频振荡通气常能取得良好效果。呼吸机应用过程中,如患儿有躁动需同时用镇静剂或肌肉松弛剂。胎粪吸入综合征患儿在机械通气时,应随时警惕气胸的发生,需准备好抽气注射器及排气设备。当患儿需要机械通气时,需将血红蛋白维持在 15 g(血细胞比容维持于 40%)。

(五)药物治疗

胎粪会加快细菌生长,故当 X 线胸片显示肺部有浸润变化时,应常规给予广谱抗生素治疗,必要时做气管分泌物细菌培养。

(六)体外膜氧合治疗

严重低氧血症患儿经上述处理不能使低氧改善时,常并发持续性肺动脉高压。必要时可用体外膜氧合治疗。

(七)肺泡表面活性物质治疗

胎粪可抑制肺泡表面活性物质的活性,用于治疗胎粪吸入综合征时可改善氧合,减少肺部并发症及减少体外膜氧合的应用。当患儿临床情况持续不好转或机械通气需逐步上升要求时,用肺泡表面活性物质有助于病情的改善。

五、并发症

(一)气漏

气胸或纵隔积气的发生率可高达 15%～33%,尤其是在行机械通气治疗时。

(二)新生儿持续性肺动脉高压

当并发新生儿持续性肺动脉高压时,病死率可高达 1/3 左右。对胎粪吸入综合征有严重低氧者,应该用超声证实是否存在肺动脉高压及排除先天性心脏病。严重胎粪吸入并发肺动脉高压时,吸入一氧化氮可减少体外膜氧合的应用。

(三)肺部疾病

5%的存活儿在一个月后尚需氧支持,伴有肺功能异常、肺部功能余气量增加、气道反应性异常及肺部感染发病率增加等现象。

六、预防

对于有胎盘功能不良的孕妇如妊娠毒血症或高血压等,或已确诊为小于胎龄儿及过期产儿时,在妊娠末近分娩期应做胎心监护;发现胎粪污染羊水时,应做好吸引胎粪及复苏的准备,力争在建立第 1 次自主呼吸前,吸出其咽喉部及气管内的胎粪。

第四节　新生儿溶血病

新生儿溶血病是指因母、婴血型不合引起的同族免疫性溶血。在目前已发现的人类 30 个血型系统中,发生溶血病者以 ABO 血型不合最常见,其次为 Rh 血型不合。有报道 ABO 溶血病占 85.3%,Rh 溶血病占 14.6%,MN 溶血病仅占 0.1%。

一、病因和发病机制

(一)ABO 血型不合溶血病

ABO 血型不合溶血病主要发生在母亲血型为 O 型,胎儿血型为 A 型或 B 型。

(1)ABO 血型不合溶血病可发生在第一胎,其原因是,自然界广泛存在 A 或 B 血型抗原物质(某些植物、寄生虫、伤寒疫苗、破伤风及白喉类毒素等),O 型血的母亲在妊娠前受过抗原刺激,产生抗 A 或抗 B 抗体。

(2)在母婴 ABO 血型不合中,仅 1/5 发生 ABO 血型不合溶血病,其原因如下:①胎儿红细胞抗原性的强弱不同,导致抗体产生量的多少各异;②胎儿血浆及组织中存在的 A 或 B 血型物质,可与来自母体的抗体结合,使血中抗体减少。

(二)Rh 溶血病

Rh 血型系统理论上有 6 种抗原,即 D、E、C、c、d、e(d 抗原未测出,只是推测),其抗原性强弱依次为 D>E>C>c>e,故 Rh 溶血病中以 RhD 溶血病最常见,其次为 RhE。红细胞具有 D 抗原称为 Rh 阳性,而缺乏 D 抗原称为 Rh 阴性。我国绝大多数人口为 Rh 阳性。但由于母亲为 Rh 阳性(有 D 抗原),也可缺乏 Rh 系统其他抗原如 E,若胎儿具有该抗原时,也可发生 Rh 溶血病。

(1)Rh 溶血病一般不发生在第一胎。Rh 阴性母亲首次妊娠,于妊娠末期或胎盘剥离时,Rh 阳性的胎儿血(>0.5 mL)进入母亲血液中,经过约 8 周产生免疫球蛋白 M(immunoglobulin M,IgM)抗体(初发免疫反应),此抗体不能通过胎盘,以后虽可产生少量免疫球蛋白 G(immunoglobulin G,IgG)抗体,但胎儿已经娩出。如母亲再次妊娠(与第一胎 Rh 血型相同),怀孕期即使有少量(0.05～0.1 mL)胎儿血进入母体循环,也可于几天内产生大量 IgG 抗体(次发免疫反应),该抗体通过胎盘引起胎儿溶血。

(2)Rh 阴性母亲既往输过 Rh 阳性血,其第一胎可发病。但极少数 Rh 阴性母亲虽未接触过 Rh 阳性血,如其第一胎发生 Rh 溶血病,则可能是该 Rh 阴性孕妇的母亲为 Rh 阳性,其母亲怀孕时已使该孕妇致敏,故其第一胎发病(外祖母学说)。

(3)抗原性最强的 RhD 血型不合者,也仅有 1/20 发病,主要由于母亲对胎儿红细胞抗原的敏感性不同。

二、病理生理

ABO 血型不合溶血病除引起黄疸外,其他症状不明显。Rh 溶血可以造成胎儿重度贫血,甚至心力衰竭。重度贫血、低蛋白血症和心力衰竭可导致胎儿水肿。贫血时,髓外造血增强,可出现肝、脾大。胎儿血中的胆红素经胎盘进入母亲肝脏进行代谢,故娩出时黄疸往往不明显。出生后,由于新生儿处理胆红素的能力较差,继之出现黄疸。血清未结合胆红素过高可透过血-脑屏障,使基底核等处的神经细胞黄染,发生胆红素脑病。

三、临床表现

多数 ABO 血型不合溶血病患儿除黄疸外，无其他明显异常。Rh 溶血病症状较重，严重者甚至发生死胎。

(一)黄疸

大多数 Rh 溶血病患儿在生后 24 小时内出现黄疸并迅速加重，而多数 ABO 溶血病患儿在第 2～3 天出现。血清胆红素以未结合型为主，但如溶血严重，造成胆汁淤积，结合胆红素也可升高。

(二)贫血

重症 Rh 溶血患儿，生后即可有严重贫血或伴有心力衰竭。部分患儿因其抗体持续存在，也可于生后 3～6 周发生晚期贫血。

(三)肝、脾大

Rh 溶血病患儿多有不同程度的肝、脾大，ABO 血型不合溶血病患儿则不明显。

四、并发症

胆红素脑病为新生儿溶血病最严重的并发症，早产儿更易发生。多于生后 4～7 天出现症状，临床将其分为 4 期。

(一)警告期

患儿可表现为嗜睡、反应低下、吮吸无力、原始反射减弱等，偶有尖叫。持续 12～24 小时。

(二)痉挛期

患儿可出现抽搐、角弓反张，可伴有发热。轻者仅有双眼凝视，重者出现呼吸暂停、肌张力增高、双手紧握，甚至角弓反张。此期持续 12～48 小时。

(三)恢复期

患儿抽搐次数减少，角弓反张逐渐消失，肌张力逐渐恢复。此期约持续 2 周。

(四)后遗症期

胆红素脑病患儿可发生手足徐动、眼球运动障碍、听觉障碍及牙釉质发育不良等后遗症。此外，也可留有脑瘫、智力低下、抽搐等严重后遗症。

典型病例依据病史及临床表现不难确诊，但头部的磁共振检查和脑干听觉诱发电位测定则更有助于该病的诊断及其预后判断。

五、辅助检查

(一)母婴血型检查

检查母婴 ABO 和 Rh 血型,证实有血型不合存在。

(二)检查有无溶血

溶血时红细胞和血红蛋白减少,早期新生儿血红蛋白 <145 g/L 可诊断为贫血;网织红细胞计数增高;有核红细胞增多;血清总胆红素和未结合胆红素明显增加。

(三)致敏红细胞和血型抗体测定

1.改良直接抗人球蛋白试验

改良直接抗人球蛋白试验即改良库姆斯试验,是用抗人球蛋白血清与充分洗涤后的受检红细胞悬液混合,如有红细胞凝聚为阳性,表明红细胞已致敏。该项为确诊实验。Rh 溶血病其阳性率高,而 ABO 溶血病阳性率低。

2.抗体释放试验

通过加热使患儿血中致敏红细胞的血型抗体释放于释放液中,将与患儿相同血型的成人红细胞(ABO 系统)或 O 型标准红细胞(Rh 系统)加入释放液中致敏,再加入抗人球蛋白血清,如有红细胞凝聚则为阳性。这是检测致敏红细胞的敏感试验,也为确诊实验。Rh 和 ABO 溶血病一般均为阳性。

3.游离抗体试验

在患儿血清中加入与其相同血型的成人红细胞(ABO 系统)或 O 型标准红细胞(Rh 系统)致敏,再加入抗人球蛋白血清,如有红细胞凝聚为阳性。表明血清中存在游离的 ABO 或 Rh 血型抗体,并可能与红细胞结合引起溶血。此项实验有助于判断是否会发生溶血或继续溶血,但不是确诊试验。

六、诊断

(一)产前诊断

凡既往有不明原因的死胎、流产、新生儿重度黄疸史的孕妇及其丈夫,均应进行 ABO、Rh 血型检查,必要时进行孕妇血清中抗体检测。O 型血孕妇血清中 IgG 抗 A 或抗 B $>1:64$,提示有可能发生 ABO 溶血病。Rh 阴性孕妇在妊娠 16 周时,应检测血中 Rh 血型抗体作为基础值,以后每 $2\sim4$ 周检测 1 次,当抗体效价上升,提示可能发生 Rh 溶血病。

(二)生后诊断

新生儿娩出后黄疸出现早且进行性加重,有母婴血型不合,改良库姆斯试验和抗体释放试验中有一项阳性者即可确诊。

七、鉴别诊断

(一)先天性肾病

患儿有全身水肿、低蛋白血症和蛋白尿,但无病理性黄疸和肝、脾大。

(二)新生儿贫血

双胞胎的胎-胎间输血或胎-母间输血可引起新生儿贫血,但无重度黄疸及溶血三项试验阳性。

(三)生理性黄疸

ABO 血型不合溶血病可仅表现为黄疸,应与生理性黄疸鉴别,黄疸程度、进展速度及溶血 3 项试验等可资鉴别。

八、治疗

(一)产前治疗

1.提前分娩

既往有死胎、流产和分娩史的 Rh 阴性孕妇,本次妊娠 Rh 抗体效价逐渐升至 1:32 或 1:64 以上,用分光光度计测定羊水胆红素增高,且羊水卵磷脂/鞘磷脂＞2 者,可考虑提前分娩。

2.血浆置换

对血 Rh 抗体效价明显增高,但又不宜提前分娩的孕妇,可进行血浆置换,以换出抗体,减少胎儿溶血。

3.宫内输血

对胎儿水肿或胎儿血红蛋白＜80 g/L,而肺尚未发育成熟者,可直接将与孕妇血清不凝集的浓缩红细胞在 B 超引导下注入脐血管,以纠正贫血。

4.苯巴比妥

孕妇于预产期前 1～2 周口服苯巴比妥,可诱导胎儿二磷酸葡萄糖醛酸转移酶产生增加,以减轻新生儿黄疸。

(二)新生儿治疗

1.光照疗法

光照疗法简称光疗,是降低血清未结合胆红素简单而有效的方法。

(1)原理及设备:未结合胆红素在光的作用下,转变成水溶性的异构体,经胆汁和尿液排出。波长为425～475 nm的蓝光和波长为510～530 nm的绿光效果较好。主要有光疗箱、光疗灯和光疗毯等,双面光优于单面光,照射时间以不超过4天为宜。

(2)不良反应:可出现发热、腹泻和皮疹,但多不严重,可继续光疗。蓝光可分解体内核黄素,光疗超过24小时应补充核黄素(光疗时每天3次,每次5 mg;光疗后每天1次,连服3天)。当血清结合胆红素＞68 μmol/L(4 mg/dL),光疗可引起青铜症。

(3)光疗指征:①生后24～48小时,若血清总胆红素＞205 μmol/L(12 mg/dL);②已诊断为新生儿溶血病,若生后血清胆红素＞85 μmol/L(5 mg/dL)即可光疗;③超低出生体重儿的血清胆红素＞85 μmol/L(5 mg/dL),极低出生体重儿的血清胆红素＞103 μmol/L(6 mg/dL)。此外,有学者主张,对所有高危儿应进行预防性光疗。

2.药物治疗

(1)输注清蛋白(1 g/kg),以增加其与未结合胆红素的联结,减少胆红素脑病的发生。

(2)纠正代谢性酸中毒:应用碳酸氢钠提高血pH值,以利于未结合胆红素与清蛋白的联结。

(3)肝酶诱导剂:能增加二磷酸葡萄糖醛酸转移酶的生成和肝脏摄取未结合胆红素的能力。常用苯巴比妥每天5 mg/kg,分2～3次口服,共4～5天。

(4)静脉用免疫球蛋白:可阻断单核-吞噬细胞系统Fc受体,抑制吞噬细胞破坏致敏红细胞,用法为1 g/kg,于6～8小时内静脉滴入,早期应用临床效果较好。

3.换血疗法

(1)作用:①换出血中部分游离抗体和致敏红细胞,减轻溶血;②换出血中大量胆红素,防止发生胆红素脑病;③纠正贫血,改善携氧。

(2)指征:严重的Rh溶血病和ABO溶血病对强有力的光疗治疗无效需换血治疗。符合下列条件之一者即应换血:①产前已明确诊断,出生时脐血总胆红素＞68 μmol/L(4 mg/dL),血红蛋白低于120 g/L,伴水肿,肝、脾大和心力衰竭者;②生后12小时内胆红素每小时上升＞12 μmol/L(0.7 mg/dL)者;③经过光疗总胆红素在生后24～48小时内已达到342 μmol/L(20 mg/dL)者;④不论血清胆红素水平高低,已有胆红素脑病的早期表现者;⑤极低或超低出生体重的早产儿,合并严重缺氧、酸中毒者或上一胎溶血严重者,应适当放宽指征。

(3)方法:①血源,Rh 溶血病最好选用 Rh 系统与母亲同型、ABO 系统与患儿同型的血液;ABO 溶血病最好选用 AB 型血浆和 O 型红细胞的混合血。有明显贫血和心力衰竭者,可用血浆减半的浓缩血。②换血量,一般为患儿血量的 2 倍(150~180 mL/kg),大约可换出 85% 的致敏红细胞和 60% 的胆红素及抗体。也有人主张用 3 倍的血,以换出更多致敏红细胞、胆红素及抗体,但所需时间较长并对患儿循环影响较大。③途径,一般选用脐静脉或其他较大静脉进行换血,也可选用脐动、静脉,或外周动、静脉同步换血。

4.其他治疗

防止低血糖、低体温,纠正缺氧、贫血、水肿和心力衰竭等。

第三章

儿科神经系统疾病

第一节 癫 痫

癫痫是由多种原因导致脑内神经元群过度放电引起的暂时性脑功能障碍综合征,具有发作性、自限性及重复性的特点。根据有关神经元异常放电的部位、范围、功能障碍,可表现为运动、感觉、行为、自主神经等不同障碍,或为局灶性,或为全面性,同时伴有脑电波的变化。癫痫是小儿时期的常见病,多以 10 岁前开始发病,癫痫的发病率在国外为 $5.2‰\sim8.1‰$,国内为 $3.5‰\sim6.5‰$。

一、病因

按照病因将癫痫分为原发性癫痫和继发性癫痫两大类。

(一)原发性癫痫

原发性癫痫又称特发性癫痫。本类患者的脑部未发现结构的病理改变或代谢异常,而与遗传因素有密切关系。例如伴中央-颞区棘波的良性儿童癫痫是常染色体显性遗传病;少年肌阵挛癫痫是常染色体隐性遗传病;良性家族性新生儿惊厥也是一种常染色体显性遗传病,是由于钾离子通道基因 $KCNQ2$ 和 $KCNQ3$ 突变引起的。

(二)继发性癫痫

继发性癫痫即症状性癫痫,见于脑部有器质性、结构性病变和引起脑组织代谢障碍的一些全身性疾病。

1.颅内疾病

(1)先天性畸形:如染色体畸变、先天性脑积水、脑穿通畸形、脑皮质发育不全等。

(2)颅脑外伤:颅脑产伤是新生儿或婴儿期癫痫的最常见病因。

(3)感染:中枢神经系统的病毒、细菌、原虫、寄生虫及真菌所致的脑炎、脑膜炎或脑脓肿。

(4)脑部其他疾患:如颅内肿瘤、脑血管病、结节性硬化症、脱髓鞘疾病等。

2.颅外疾病

(1)各种缺氧性疾患引起的脑损伤:如心肺疾患、窒息、休克、一氧化碳中毒、严重或频繁性热性惊厥等。

(2)代谢内分泌疾病:如苯丙酮尿症、脂质累积症、半乳糖血症、水电解质紊乱、维生素缺乏、甲状旁腺功能减退等。

(3)中毒:以药物、毒物、重金属为多见。

二、分类

癫痫发作是指发作时的临床表现,包括脑电图的改变。由于癫痫发作形式多样,将复杂形式的癫痫发作进行分类有利于临床上的诊断和治疗。

(一)癫痫发作类型

1.全面性发作

全面性发作包括:①强直-阵挛性发作(可以任何形式组合);②失神发作:典型失神、不典型失神、伴特殊形式的失神;③肌阵挛失神发作;④眼睑肌阵挛发作;⑤肌阵挛发作:肌阵挛、肌阵挛失张力、肌阵挛强直;⑥阵挛性发作;⑦强直性发作;⑧失张力性发作。

2.局灶性发作

(1)无意识或知觉损伤:伴有可见运动或自主神经成分。大致相当于"简单部分性发作"的概念;仅有主观的感觉或精神症状,相当于"先兆"。

(2)有意识或知觉损伤:大致相当于"复杂部分性发作"的概念。

(3)演变为双侧的惊厥性发作:包括强直、阵挛或强直和阵挛成分。代替"继发性全面性发作"一词。

3.不确定的发作

癫痫性痉挛。

(二)癫痫综合征分类

1.根据起病年龄排列的电临床综合征

(1)新生儿期:良性家族性新生儿癫痫,早期肌阵挛脑病,大田原综合征。

(2)婴儿期:伴游走性局灶性发作的婴儿癫痫,婴儿痉挛症,婴儿肌阵挛癫痫,良性婴儿癫痫,良性家族性婴儿癫痫,婴儿严重肌阵挛癫痫,非进行性疾病中肌阵挛脑病。

(3)儿童期:热性惊厥附加症,可起病于婴儿期;伴有枕叶放电的早发性儿童良性癫痫;肌阵挛失张力(以前称站立不能性)癫痫;伴中央颞区棘波的良性癫痫;常染色体显性遗传夜间额叶癫痫;晚发性儿童枕叶癫痫;肌阵挛失神癫痫;伦诺克斯-加斯托综合征;伴睡眠期持续棘慢波的癫痫性脑病;获得性癫痫性失语;儿童失神癫痫;

(4)青少年-成年期:青少年失神癫痫,青少年肌阵挛癫痫,仅有全面强直-阵挛发作的癫痫,进行性肌阵挛癫痫,伴有听觉表现的常染色体显性遗传性癫痫,其他家族性颞叶癫痫。

(5)与年龄无特殊关系的癫痫:部位可变的家族性局灶性癫痫(儿童至成人),反射性癫痫。

2.其他类型的癫痫综合征

(1)独特的群组癫痫:伴有海马硬化的颞叶内侧癫痫,拉斯马森综合征,伴下丘脑错构瘤的痴笑性发作,半侧惊厥-半侧瘫-癫痫。不符合上述任何诊断类型的癫痫,区分的基础首先要明确是否存在已知的结构异常或代谢情况(假定原因),而后是发作开始的主要形式(全面性相对于局灶性)。

(2)由于脑结构-代谢异常所致的癫痫:皮质发育畸形(半侧巨脑回、灰质异位等),神经皮肤综合征,肿瘤、感染、创伤、血管瘤、围生期损伤、卒中等。

(3)原因不明的癫痫。

(4)可不诊断癫痫的痫性发作:良性新生儿惊厥,热性惊厥。

三、诊断

癫痫的临床表现多种多样,具有慢性、发作性和重复性等特点,故对于癫痫的诊断要依靠详尽的病史、体格检查和脑电图等实验室检查。并应特别注意与偏头痛、屏气发作、交叉擦腿发作、抽动症等相鉴别。

(一)病史

注意尽可能地采集可靠而详细的病史,可请家长详细描述亲眼见到的一次完整发作。包括患儿发作的起始年龄、诱因、发作频率、持续时间以及发作间期与发作后表现,还要注意询问有无头颅外伤史,颅脑疾病史,毒物、药物接触史及预防接种史。个人史中的母亲妊娠史、产伤窒息史、生后颅内感染、外伤、热性惊厥和其他惊厥病史也应仔细询问,部分患儿家族中有癫痫或惊厥病史。

(二)体格检查

可无特殊发现。但在继发性癫痫中,也可发现与基础疾病相关的异常体征。在严重和长期发作的患儿中,还可因惊厥性脑损伤引起神经精神功能的退行性表现。

(三)实验室检查

1.脑电图检查

脑电图是诊断癫痫的最重要的实验室指标。癫痫的典型异常脑电图应见到癫痫样波,包括棘波、尖波、棘(尖)慢综合波。但非特异性异常,如慢波增多、轻度不对称等,均不能诊断为癫痫。背景活动异常,可能提示同时存在有脑部器质性病变。小儿过度换气中高波幅慢波节律性暴发,或思睡及觉醒中高波幅慢波节律性暴发均为小儿正常生理现象,并非异常脑电图,在临床上应予以区别。某些图形对癫痫发作类型的判断有帮助,大多数婴儿痉挛具有特征性高幅失律脑电图,失神发作可见对称的同步的 3 Hz 棘(尖)慢复合波,伦诺克斯-加斯托综合征常有≤2.5 Hz 的慢-棘(尖)慢复合波。也有部分癫痫患儿,在发作间脑期脑电图检查正常,所以不能单凭一两次脑电图正常而排除癫痫。通过过度换气、睡眠诱发或 24 小时动态脑电图可提高脑电图异常的阳性率。

2.影像学检查

头颅 CT 及磁共振对癫痫的病因诊断有较大帮助,特别对于局限性部分性发作,可以发现某些小脓肿、肿瘤、先天畸形的存在,磁共振更优于 CT,同时可以做单光子发射计算机体层摄影,进行功能性的癫痫定位及功能性判断。在癫痫发作期,癫痫部位做功增加,放射性显影增加;在癫痫发作间歇期,癫痫部位做功抑制,放射性显影减少。

四、治疗

(一)病因治疗

有电解质紊乱如低钠血症、低钙血症或低血糖者要针对病因予以处理。维生素 B_6 缺乏者要静脉补充。对颅内肿瘤首先选择手术治疗,待病变切除后继续服用抗癫痫药物。

(二)药物治疗

对于癫痫患儿应合理使用抗癫痫药物。药物治疗过程中应该掌握以下原则。

(1)尽早治疗:对已有多次发作的病例或有癫痫持续状态发作的患儿,一旦诊断,应立即开始治疗,越早开始规则治疗,其成功率越高,但对首次发作者,若非严重发作,且不存在中枢神经发育异常,可等待第二次发作再治疗。

(2)根据发作类型选药:①对强直-阵挛发作、失神发作、肌阵挛、失张力发作,均可首选丙戊酸钠,剂量为每天 15～40 mg/kg,分 2～3 次口服;次选托吡酯,一般从每天 1 mg/kg 开始,每天给药 1～2 次,逐步增加至 3～5 mg/kg,口服;或拉莫三嗪,推荐剂量为每天 2～8 mg/kg,分 2 次口服。氯硝西泮,剂量为每天 0.05～0.2 mg/kg。②对局灶性发作,可首选卡马西平,常用剂量为每天 10～30 mg/kg;次选左乙拉西坦,初始剂量为每天 10～20 mg/kg,目标剂量为每天 40～60 mg/kg。奥卡西平,初始剂量为每天 5～10 mg/kg,目标剂量为每天 20～40 mg/kg。苯巴比妥,一般剂量为每天 3～5 mg/kg。③对婴儿痉挛可首选促肾上腺皮质激素,一般每天用 20～40 U,肌内注射,疗程为 4～6 周;次选氯硝西泮片、丙戊酸钠、氨己烯酸。④伦诺克斯-加斯托综合征可首选丙戊酸钠、苯二氮䓬类,亦可选用托吡酯、拉莫三嗪、氨己烯酸、唑尼沙胺,也有用促肾上腺皮质激素及泼尼松。⑤大田原综合征可使用卡马西平、丙戊酸、苯巴比妥、氯硝西泮等,但疗效均差;亦可使用抗癫痫药托吡酯、拉莫三嗪。

(3)单药治疗:除部分顽固性病例或混合发作者外,尽量只用一种抗癫痫药物控制发作,以减少药物间的相互影响及潜在毒性。同时,临床上一种药物治疗效果不佳时,可增加第二种药物,待新药达到治疗浓度时,再逐渐停用旧药。

(4)剂量个体化:从小剂量开始,依据治疗效果、患儿的反应及血药浓度增加来调整剂量,要注意临床上的推荐剂量对大部分病例是合适的,但少数患儿用此剂量可能达不到治疗效果或未达此剂量即出现中毒反应,故应定期复查随访,根据病情,及时调整剂量及监测药物的毒副作用,定期查血常规、肝功能。

(5)坚持长期规则服药:一旦控制发作,即要长期规则服药,以减少复发的可能性。一般在服药后完全不发作 2～4 年,然后经过 1～2 年的减药过程才能停药。少数患儿可能须终身服药。

(三)手术治疗

1.儿童期癫痫外科治疗的适应证

(1)药物难以控制的顽固性癫痫:经药物充分治疗 2 年以上,仍不能控制发作,每月发作 3～4 次或更多,病程为 3～4 年;年龄一般在青春期后。

(2)癫痫导致患儿出现神经发育迟滞或智能障碍。

(3)有定位明确的、可切除的单侧局部癫痫灶和皮质异常区。

2.外科手术方法

切除儿童致痫灶的常用手术方法有大脑半球切除术,局灶、脑叶和多个脑叶切除术,颞叶切除术及胼胝体切开术等。

3.手术后治疗

在围术期应及时使用对患儿有效的抗癫痫药物,并且儿童癫痫手术后要常规应用抗癫痫药物治疗。术后用药的疗程一般为2~3年,部分患儿可能将终身服药。确实无发作、脑电图正常者,抗癫痫药可逐渐减量至停用。

第二节 惊 厥

惊厥是由多种原因所致的暂时性脑功能障碍,大脑运动神经元异常放电,引起全身或局部肌肉出现强直性或阵挛性抽搐,伴有程度不等的意识障碍。5%~6%的小儿曾有过一次或多次惊厥,其中尤以热性惊厥和癫痫最常见。

一、病因

(一)热性惊厥

1.颅内感染性疾病

颅内感染性疾病包括:①细菌性脑膜炎、脑脓肿、脑血管炎、颅内静脉窦炎、结核性脑膜炎;②病毒性脑膜炎、脑炎;③脑寄生虫病;④真菌性脑炎。

2.颅外感染性疾病

颅外感染性疾病包括:①呼吸道感染,如上呼吸道感染、急性扁桃体炎、各种肺炎;②消化道感染,如各种细菌性、病毒性胃肠炎;③泌尿系统感染,如急性肾盂肾炎;④全身性感染和传染病,如败血症、破伤风、幼儿急症、百日咳、麻疹、猩红热、伤寒等;⑤瑞氏综合征。

(二)无热惊厥

1.颅内非感染性疾病

颅内非感染性疾病包括:①癫痫;②颅脑创伤(包括产伤、手术);③颅内出血;④颅内占位性病变,如肿瘤、囊肿等;⑤中枢神经系统畸形;⑥中枢神经系统遗传性、变性及脱髓鞘性疾病;⑦脑血管病发育异常,脑叶、沟回发育畸形。

2.颅外非感染性疾病

(1)中毒:包括有毒(如蛇毒等)、植物(毒蕈、苦杏仁、蓖麻子等)、药物(中枢兴奋药、阿托品、氯丙嗪等)、农药、杀鼠药及其他(如一氧化氮、煤油、汽油等)。

(2)代谢性疾病:低血糖、低血钙、低血钠、低血镁、高血钠、高胆红素血症,遗传代谢缺陷如苯丙酮尿症、半乳糖症、有机酸尿症、维生素 B_6 依赖症、脂质积累症,维生素 B_1、维生素 B_6、维生素 D、维生素 K 缺乏症,糖尿病等。

(3)心源性疾病:法洛四联症失水时易致脑血栓,肺动脉漏斗部痉挛时可引起脑缺氧、缺血,克山病引起的脑血栓等,均可导致惊厥发生。

(4)肾源性疾病:任何肾脏疾病或泌尿道畸形导致高血压或尿毒症时,均可引起惊厥。

(5)其他:每天大剂量放射治疗,接种百日咳疫苗后,出血性疾病伴颅内出血及其他系统疾病并发症,如系统性红斑狼疮、风湿病、肝性脑病等。

二、诊断

(一)病史

要详细了解惊厥发作的类型、持续时间、意识状态、伴随症状及发作前有无诱因,发热与惊厥的关系。医师应争取亲自观察到惊厥发作的全过程。

(二)临床特征

1.典型惊厥发作

患儿突然意识丧失,全身骨骼肌不自主、持续强直收缩,继而转入阵挛期,不同肌群交替收缩,肢体及躯干有节律地抽动,口吐白沫。发作后可入睡,醒后对发作不能回忆。

2.限局性运动发作

发作时意识不丧失,常有某个肢体或面部抽搐。

3.新生儿惊厥发作

新生儿惊厥发作可表现为轻微发作,如双眼凝视、眨眼或上翻,甚至可出现呼吸暂停,亦可表现为局部痉挛或全身强直性发作,头后仰,角弓反张。早产儿还可见细微发作,表现为阵发性眼球转动、斜视、凝视或上翻。

4.惊厥持续状态

一次惊厥发作持续30分钟以上,或频繁发作连续30分钟以上,发作间期意识不能恢复。

(三)辅助检查

三大常规、血生化、脑脊液、脑电图和头部 CT 或磁共振检查。

三、治疗

(一)一般治疗

惊厥发作时,让患儿取半侧卧位,解开衣领,避免摔倒。频繁惊厥者可用纱布包住压舌板放在上下磨牙之间,但牙关紧闭者不用。注意保持呼吸道通畅及对患儿生命体征的监护。

(二)控制惊厥的药物

控制惊厥的理想药物应该是能够迅速进入脑组织,具有即刻起效的抗惊厥作用,对意识状态或呼吸功能没有明显的抑制作用,有长时间的抗惊厥作用,以至惊厥发作无复发,能有效地阻断惊厥对运动、大脑和全身的影响作用。

1. 一线药物

(1)地西泮:进入大脑迅速,止惊快,静脉给药一般 1～2 分钟生效,80% 的患儿在 5 分钟内可迅速止惊,作用可持续 15～30 分钟。

(2)劳拉西泮:0.06～0.1 mg/kg(<4 mg)静脉注射。静脉注射后很容易透过血-脑脊液屏障,作用迅速,2～3 分钟起效,作用时间持续 12～48 小时,常作为北美国家癫痫持续状态的首选药。

(3)苯妥英钠:单药对癫痫持续状态的控制率为 41%～90%,不影响意识和呼吸。

(4)丙戊酸钠:本药具有广谱、耐受性好、无呼吸抑制及降压的不良反应,能直肠给药。

(5)苯巴比妥钠:抗惊厥治疗有效安全,持续时间可达 6～12 小时,常与地西泮合用,可取得较好的疗效。主要缺点是呼吸抑制较强,也影响血压和意识。

2. 二线用药

(1)利多卡因:该药作用快,维持时间短,但可有心血管系统的不良反应发生。

(2)磷苯妥英:目前最理想的抗惊厥新药。

(三)新生儿惊厥的治疗

1. 一般处理

吸氧、保暖、细心护理、保持安静及呼吸道通畅、禁食、纠酸等。

2. 监护

观察患儿生命体征、神志、瞳孔、前囟变化,维持血气及 pH 在正常范围。

3. 抗惊厥治疗

(1) 伴低血糖:10% 葡萄糖 2 mL/kg,静脉注射。然后维持静脉治疗,葡萄糖剂量最高为 8 mg/(kg·min)。

(2) 无低血糖:首选苯巴比妥 20 mg/kg,静脉注射(10~15 分钟);必要时 10~15 分钟附加 5 mg/kg 静脉注射。也可选用苯妥英钠 20 mg/kg,静脉给药 [1 mg/(kg·min)];或劳拉西泮 0.05~0.1 mg/kg,静脉给药。维持治疗用苯巴比妥 3~5 mg/(kg·d),静脉注射或肌内注射;苯妥英钠 3~4 mg/(kg·d),静脉给药,3~4 天。

(3) 其他:5% 葡萄糖酸钙 4 mL/kg,静脉给药;维生素 B_6 50~100 mg,静脉给药;硫酸镁(25%)0.2~0.4 mL/kg,肌内注射。维持治疗用葡萄糖酸钙 500 mg/(kg·d),口服;硫酸镁(25%)0.2 mL/(kg·d),肌内注射。

4. 新生儿抗惊厥药物的疗程

疗程取决于神经系统检查、病因、脑电图。①新生儿期:神经系统检查已正常,可停止用药;神经系统检查持续异常要寻找病因,复查脑电图,多数须继续用苯巴比妥,停用苯妥英钠,1 个月后复查。②出院后 1 个月:神经系统检查已正常,可停止用苯巴比妥;神经系统检查仍持续异常要复查脑电图,若脑电图无惊厥放电,可停药。

(四)控制惊厥持续状态的用药步骤

(1) 首选苯二氮䓬类药物:常用的药物是地西泮、咪达唑仑和劳拉西泮,任选一种。如不能建立静脉通道,则给予地西泮(0.5 mg/kg),直肠给药。在欧洲国家,咪达唑仑通常作为惊厥持续状态的首选苯二氮䓬类药物。咪达唑仑可肌内注射、静脉注射和直肠给药。咪达唑仑作用时间短,单次静脉注射后易复发。其从体内清除的速度快于地西泮,故而不容易蓄积。咪达唑仑静脉推注的用量为 0.1~0.2 mg/kg,肌内注射为 0.2 mg/kg,最大量为 5 mg。目前国内推荐使用的方法是静脉推注咪达唑仑后,以 2~12 μg/(kg·min)持续泵入维持治疗。

(2) 静脉注射地西泮或劳拉西泮后未能控制发作,10~15 分钟后可重复 1 次。若在第 1 剂直肠用地西泮后仍未建立静脉通道,则用副醛灌肠(0.3~0.4 mL/kg)。

(3) 10 分钟后仍无效,进入第 3 步。可使用磷苯妥英,因其作用时间长,不产生呼吸抑制,也不导致意识障碍,从而优先选用。静脉注射与肌内注射均可,但静脉注射更好。磷苯妥英可快速静脉注射,且不需要再给予苯二氮䓬类药物。如果患儿惊厥持续状态停止后未在预期的时间清醒过来,应行脑电图排除非惊厥性癫痫持续状态。也可使用静脉用丙戊酸钠以生理盐水稀释后于 2~5 分钟静脉推注。亦可用苯巴比妥静脉注射,但要注意呼吸抑制和血压下降。

(4)开始第 3 步治疗后 20 分钟仍持续惊厥,应采用硫喷妥钠等快速诱导麻醉。全身麻醉应在重症监护室的监护下进行,监测患儿的血压、心率、体温和血氧饱和度,并持续脑电图和脑功能监测,随时观察麻醉下惊厥控制的情况。惊厥控制后,至少维持 24 小时,再缓慢撤药。如惊厥复发,再重新麻醉。

(五)防治脑水肿和脑损伤

(1)20%甘露醇(新生儿用小剂量)、呋塞米、地塞米松或清蛋白。

(2)改进脑细胞代谢:胞二磷胆碱、脑活素、ATP、辅酶 A 等。

(六)病因治疗

根据不同病因予以治疗。

(七)预防发作

惊厥控制后继续用抗惊厥药。

(1)如为癫痫患儿,应按发作类型选药,规律服药 2~4 年,控制发作后再逐渐减药和停药。

(2)为防止短期内再发作,可给予苯巴比妥肌内注射维持,每次 5~10 mg/kg。

(3)如本次惊厥由急性脑疾患(脑炎、脑膜炎)引起,可继续用苯巴比妥数月或 1~2 年,每天 3~5 mg/kg。

(4)代谢异常所致者,主要纠正代谢紊乱,抗癫痫药仅短期使用。

第三节 脑 水 肿

脑水肿是指脑组织的水分含量增加引起脑增大的病理改变,增加的水分可位于细胞内或细胞外。脑水肿是儿科临床常见的危重综合征,可直接危害小儿生命中枢,甚至危及患儿生命。

一、临床分型

脑水肿的分类方法尚无统一标准,目前常用的是从病程、病理及病因角度进行分型。

(一)病程分型

从病程上,将脑水肿的原因分为急性与慢性两大类。

1.急性脑水肿

儿科临床最常见的原因为感染、中毒与缺氧。

(1)急性感染:包括各种颅内感染及全身性感染,如中毒性肺炎、中毒性菌痢、败血症及瑞氏综合征等。

(2)脑缺氧或缺血:包括窒息、溺水、溺粪、急性心力衰竭或呼吸衰竭。

(3)中毒:食物中毒与药物中毒,如维生素A、维生素D等可导致小儿急性脑水肿。

(4)其他:如惊厥持续状态、水电解质紊乱、高血压脑病、颅内出血、输液或输血反应等,均可导致脑水肿。

2.慢性脑水肿

(1)颅内病变:颅内肿瘤、慢性硬膜下血肿、脑脓肿、颅内寄生虫病、脑积水或颅内静脉窦栓塞等。

(2)全身性疾病:包括脑膜白血病、尿毒症、维生素A过量或缺乏、严重贫血、长期静脉高营养、慢性肺部感染,均可致慢性脑水肿。

(二)病理分型

这是较早且最经典的分类方法。Klatzo在1965年第一届国际脑水肿会议上,根据神经病学和实验室的观察,将脑水肿分为两种主要类型,即血管源性脑水肿与细胞毒性脑水肿。Fishman在1975年又补充提出了一类间质性脑水肿,使这一分类方法更加完整,且为大多数学者所接受。

1.血管源性脑水肿

由于脑毛细血管内皮细胞通透性增加,血-脑脊液屏障破坏,血管内血浆与水分大量向细胞外间隙渗漏导致脑水肿,这类脑水肿称之为血管源性脑水肿。脑水肿以白质为主,其中星形细胞变化最明显,这是因为脑白质细胞外间隙比皮层及皮层下灰质宽大的缘故。在光镜下可见脑细胞外及血管周围间隙扩大,脑白质内结构疏松,神经纤维离断。电镜下发现血-脑脊液屏障的改变主要为血管内皮细胞内吞饮小泡大量增多,或有紧密连接的缺损而致脑水肿,脑组织松解。

血管源性脑水肿在临床上常见于脑病、脓肿、出血、梗死和脑外伤,也可见于化脓性脑膜炎。CT 检查在发病后 7 天多数为低密度改变,而后为密度增高改变。

2.细胞毒性脑水肿

细胞毒性脑水肿是由于缺氧、缺血、低钠综合征或脑炎等原因,引起细胞内依靠三磷腺苷的钠泵功能丧失,钠离子很快积聚在细胞内,并将水分带入细胞内而产生细胞中毒性脑水肿,这种脑水肿可为局限性亦可呈弥散性分布,通常脑灰、白质同时受累。在光镜下,脑组织所有的细胞成分如神经元、毛细血管内皮细胞与星形胶质细胞均肿胀,尤以后者肿胀明显。在电镜下星形胶质细胞呈絮状,线粒体肿胀,嵴变模糊,足突明显肿胀或破裂融合成大片水肿区,在脑水肿晚期可见神经元坏死,出现裸核。在 CT 检查中,细胞毒性脑水肿以弥散性水肿多见,脑室普遍窄小,呈小脑室改变,脑灰白质介面模糊或消失,即 CT 上见脑皮质密度低于或等于脑白质,为密度反转。

3.间质性脑水肿

任何原因所致的脑室系统或蛛网膜下腔脑脊液循环障碍,脑室压力升高与通透性增加,脑脊液经室管膜流向脑室周围白质,以脑室周围白质水肿为主的一种脑水肿类型,称为间质性脑水肿,又称为脑积水性脑水肿。此型中最典型的见于阻塞性脑积水。在脑积水早期可见到室管膜上皮细胞变扁,室管膜下层的脑组织稀疏,轴索、胶质细胞和神经细胞分离,星形细胞肿胀,随着室管膜细胞病变加剧,水肿亦日益明显。在 CT 和磁共振检查上显示脑室扩大,脑室周围水肿在 CT 上呈带状低密度灶。磁共振上呈长 T_1 和长 T_2 带状信号异常区。长时间间质性脑水肿可导致脑白质脱髓鞘和胶质细胞增生等改变,最后导致脑萎缩。

(三)病因分型

根据病因不同可将小儿脑水肿分为感染性脑水肿、缺氧缺血性脑水肿、中毒性脑水肿、外伤性脑水肿等。

1.感染性脑水肿

因各种急性感染性疾病引起毒血症所导致的脑水肿,包括颅内感染如脑炎、脑膜炎、中毒性脑病,以及颅外感染如中毒性肺炎、中毒性菌痢、败血症等。此种脑水肿在儿科临床最常见,开始以血管源性脑水肿为主,也常同时发生细胞毒性脑水肿或脑积水性脑水肿,即已发展为混合性脑水肿,后者见于部分严重化脓性脑膜炎及结核性脑膜炎。国内有学者应用伤寒内毒素颈内动脉注射,制成感染性脑水肿模型。10 分钟处死的兔子已有血-脑脊液屏障的破坏,表现为脑组织蓝染；6小时处死者蓝染加深，脑含水、钠的量明显高于对照组，且电镜有血-脑脊液屏障损伤与细胞肿胀，证明已发展成为混合性脑水肿。

2.缺氧缺血性脑水肿

缺氧缺血性脑水肿是细胞毒性脑水肿最常见的原因，儿科临床多见于新生儿窒息、严重肺炎与颅内高压症等，此型脑水肿以细胞毒性脑水肿开始，后期出现血管源性脑水肿，亦属于混合性脑水肿。

3.中毒性脑水肿

一些食物、毒物或药物的毒性均可引起小儿中毒而致脑水肿，误服有机磷农药抑制体内胆碱酯酶而体内乙酰胆碱大量蓄积，从而导致惊厥、昏迷及脑水肿，食物中毒有毒蕈、白果、发芽的马铃薯，食后可引起中毒，发生惊厥、脑水肿。此外，维生素过量或对维生素过敏均可致小儿脑水肿与颅内压增高。

4.外伤性脑水肿

多由颅脑外伤所致病灶周围脑组织水肿，此类水肿以血管源性脑水肿为主，常伴有脑血管扩张或收缩。

二、诊断

(一)原发病的诊断

小儿脑水肿多因严重感染、脑缺氧缺血或颅脑外伤等引起，病情来势凶猛，颅内高压症常与原发性疾病相继或同时出现，临床表现常易被混淆，故应根据病史、体征做出原发病的诊断。

(二)脑水肿与颅内高压的临床诊断

国内有学者提出脑水肿及颅内高压的临床诊断，将小儿颅内高压最常见的临床表现归纳为十大指征。根据主要指标1项、次要指标2项以上，可初步做出脑水肿的临床诊断。

1.主要指征

主要指征包括：①呼吸不规律；②高血压，高于年龄×2＋13.3 kPa(100 mmHg)；③视盘水肿；④瞳孔改变，缩小、扩大或双侧瞳孔不等大及对光反射迟钝等；⑤前囟紧张或隆起。

2.次要体征

次要体征包括：①昏迷；②惊厥；③头痛；④呕吐；⑤静脉推注甘露醇0.25～1.0 g/kg后，4小时内症状明显好转。

(三)特殊检查

1.CT检查

CT能直观显示脑水肿及其累及范围和程度,进行脑水肿的定位、定性和定量分析。CT上脑水肿区显示密度降低,脑水肿愈严重或距离病灶愈近,CT值降低愈明显。CT上的占位效应是诊断脑水肿的间接征象,局限性脑水肿表现为局部脑室受压变窄和中线结构移位,弥散性脑水肿脑室系统普遍受压变窄,呈小脑室改变,而无中线移位。CT增强扫描,脑水肿不出现明显的强化,因而可与强化较明显的病变区分开来。

2.磁共振检查

磁共振在诊断脑水肿中,比CT图像更清晰,发现更多、更早。异常信号即T_1加权像呈低信号,T_2加权像呈高信号,且以T_2加权像上显示更清楚。

3.颅脑B型超声显像

迄今尚未公认为诊断脑水肿的诊断技术。该技术可显示脑室系统被压情况,能间接了解到脑组织肿胀而诊断脑组织弥散性肿胀,间接推测可能有脑水肿存在。

4.单光子发射计算机体层摄影

单光子发射计算机体层摄影不仅可以了解脑缺血或充血的病变、部位与形态,还能反映脑局部血流量与脑的代谢状态,对于脑水肿的诊断有一定的价值。

三、治疗

(一)一般治疗

保持安静与卧床休息,以减少耗氧量,有躁动不安或惊厥者,应给予镇静剂与止痉药尽快控制症状。以侧卧位为最佳体位,抬高床头20°~30°,以利于静脉回流,减轻脑水肿,但休克及血压过低者不宜抬高床头。保持呼吸道通畅,并给予氧气吸入。

(二)病因治疗

小儿脑水肿病因复杂,故对脑水肿的治疗,应针对其不同的病因采取积极的措施。如控制炎症、恢复脑血液循环、心跳、呼吸骤停的及时复苏等,在小儿急性脑水肿中,各种严重感染必须积极地予以治疗,根据血及病灶分泌物的培养选用抗生素。抗生素治疗原则是早用、足量、杀菌、联合、静脉给药。在未明病原菌前,应选用2~3种抗生素联合应用,首剂用量可加倍,疗程根据致病菌不同来决定。

(三)药物治疗

1.脱水疗法

(1)甘露醇:甘露醇是目前临床上使用最广且最有效的高渗性脱水剂,近年来发现它不但有脱水、利尿、改善微循环的作用,还具有清除氧自由基、减少脑脊液分泌的作用。甘露醇于静脉注射后10分钟发生明显的脱水作用。30分钟作用达高峰,降低颅内压作用持续4~6小时。一般用20%溶液,用量为每次0.5~1 g/kg,30分钟内静脉注射完毕,4~6小时1次。合并脑疝者可酌情加大剂量(每次最大不超过2 g/kg),可每2小时1次;有心、肺、肾功能障碍者,或婴儿、新生儿则一般每次0.5 g/kg,可于45~90分钟静脉滴注。甘露醇无肯定的禁忌证,但心脏功能不全者应慎用,同时甘露醇常可导致水电解质紊乱,故应每天测定电解质与记录出入水量。注射3~6小时后,可有反跳现象。新生儿、婴儿或有出血倾向者,在快速降颅压后,可导致颅内出血。

(2)甘油:10%甘油也是高渗性脱水剂,疗效好,不良反应少,且可提供热量,仅10%~20%无变化地从尿中排出,可减少水电解质紊乱与反跳现象,尤其适用于无呕吐的脑水肿或颅内高压的患儿。其降低颅内压的机制可能是提高血浆浓度,使组织水分转移到血浆内,因而引起脑组织脱水。口服或鼻饲甘油每次0.5~1 g/kg,每4小时1次,用药后30~60分钟起作用,甘油的不良反应很少,可较长期服用。

(3)清蛋白:20%清蛋白有增加循环血容量和维持血管胶体渗透压的作用,对脑水肿有明显的脱水作用。剂量为每次0.5~1 g/kg,加10%葡萄糖稀释至5%,缓慢静脉滴注,每天1~2次。清蛋白尤其适用于新生儿及营养不良患儿。

2.利尿剂

目前临床应用的最强的利尿剂是髓袢利尿剂,其中以呋塞米为最常用。呋塞米静脉注射后2~5分钟,口服20~30分钟发生利尿作用,作用持续4~8小时,其通过全身脱水而改善脑水肿。呋塞米与甘露醇合用有协同作用,可减少甘露醇的用量与延长间隔时间,防止反跳现象。且特别适用于脑水肿并发心力衰竭、肺水肿、肾衰竭患儿,呋塞米用量为每次0.5~2 mg/kg,静脉或肌内注射。根据尿量每天2~6次,呋塞米的毒副作用以水电解质紊乱最常见,故在使用过程中应测电解质与血压,及时补充钠、钾、钙、镁等。

3.肾上腺糖皮质激素

目前认为肾上腺糖皮质激素通过抑制核转录因子的活性,进一步抑制多种细胞因子、一氧化氮等炎症因子的活化及释放,从而改善脑组织的炎症反应,减轻脑水肿。糖皮质激素是唯一有效的作用较长的抗脑水肿制剂,用药后约 12 小时颅内压明显降低,可持续 6～9 天,故与甘露醇有协同作用。临床上首选地塞米松,开始每次静脉注射 0.5～1 mg/kg,4～6 小时 1 次,连用 2～4 次后,改为每天 0.1～0.5 mg/kg,根据病情应用 3～5 天,也可选用氢化可的松,但效果不如地塞米松。地塞米松可抑制机体免疫力而加重或扩散感染,故对感染性脑水肿必须与强有力的抗生素合用。因该药可致上消化道出血,故在大剂量使用时加用胃黏膜保护剂。

4.其他药物

(1)氧自由基清除剂:临床常用的有维生素 C 与维生素 E,维生素 C 剂量为每天 0.1 g/kg,维生素 E 则为每天 20～30 mg/kg,两药合用较单用效果好。

(2)脑组织代谢激活剂:儿科临床常用的有脑活素、胞二磷胆碱。脑活素剂量为每天 2～5 mL 加入 10% 葡萄糖中,静脉滴注,不少于 2 小时滴注完毕。连用 10～15 天,偶有发热的不良反应。间隔 7～10 天后,可再用 1～2 个疗程。胞二磷胆碱剂量为每天 125～250 mg,加入 10% 葡萄糖 50 mL 于 30～60 分钟滴完,10～14 天为 1 个疗程,必要时间隔 7 天,再用 1～2 个疗程,其他脑代谢激活剂如细胞色素 C、ATP、泛醌、γ-氨酪酸、吡拉西坦片、盐酸吡硫醇片、阿米三嗪萝巴新片等均可选用。

(3)纳洛酮:为阿片受体拮抗剂,对脑组织损伤有保护作用,剂量为每天 0.01～0.03 mg/kg,静脉滴注,疗程为 1～3 天。

(四)液体疗法

对于小儿脑水肿应采取"边补边脱"的液体疗法进行补液治疗。分为以下几种情况:①脑水肿合并休克或严重脱水者,应"快补慢脱",以及时纠正休克与脱水,维持正常脑灌注压;②脑水肿合并脑疝或呼吸衰竭者,应"快脱慢补",以防止加重脑水肿;③脑水肿合并休克及脑疝或呼吸衰竭者,应"快补快脱",根据病情随时调整"补"与"脱"的快慢;④应用脱水剂与利尿剂后,尿量增多者,应"快补慢脱",以防发生利尿导致血液量不足、低血压等;⑤脑水肿合并心肌炎、心功能障碍者,应先利尿,再"慢补慢脱",以防加重心脏负荷而导致心力衰竭;⑥新生儿及婴儿脑水肿应先利尿,再"慢补慢脱";⑦脑水肿合并尿少或尿闭者,必须首先分辨是因血容量不足还是急性肾衰竭所致;⑧轻症或恢复期脑水肿者,应"少补少脱"。以上 8 种情况均需使患儿始终保持轻度脱水状态,即眼窝稍下陷,口唇黏膜稍干燥,而皮肤弹性及血压在正常范围内。在治疗过程密切观察病情变化,随时调整输液速度与液体成分。

第四节　吉兰-巴雷综合征

吉兰-巴雷综合征过去亦称急性感染性多发性神经根炎,属交叉免疫反应所致的自身免疫性疾病。本病常发生在病毒感染或空肠弯曲菌感染后,亦有在接种疫苗后由于免疫反应而发生。本病的病理特征为炎性脱髓鞘,故当前国际上亦多命名为急性炎性脱髓鞘性多神经根神经炎。

一、病因及发病机制

本病病原学与免疫发病机制的研究已取得较大进展,但确切病因待进一步深入研究,可能多种病因能引起此病。目前多数学者认为是与感染有关的自身免疫病,近年已获得血清学的证实。许多研究表明,患儿体内存在着某种病原的特异性抗体,这些病原体包括一些肠道病毒、呼吸道病毒、肝炎病毒、EB病毒和空肠弯曲菌、支原体、弓形虫等。但是,在受损的神经组织、患儿血清和脑脊液中,极少发现病原体存在的证据。除上述病原体感染后可发生本病外,接种疫苗后也可发生本病,包括脊髓灰质炎糖丸服用后发生本病的报告国内外都可见到。本病患儿的血清中可检测出抗周围神经组织的抗体,认为此抗体可引起脱髓鞘的病理改变。周围神经所含磷脂成分与本病发病有关病原所含磷脂成分相似。患儿血清中抗神经抗体与抗病原体抗体的存在与病程相一致,故考虑这两种抗体可能是对相同抗原引起交叉免疫反应。此种抗体主要是IgG和IgM,说明体液免疫在发病机制中的作用。另外,在实验性变态反应性周围神经炎的神经根周围,可见巨噬细胞浸润髓鞘的基底膜,所以亦有学者认为本病是一种由细胞免疫介导的疾病。

二、病理

主要在神经根神经节部有水肿、淤血、髓鞘和轴索变性。髓鞘的最突出表现为节段性肿胀、空泡变性、囊样变性脱失。电子显微镜可观察到本病的病理特点是以脱髓鞘为主,髓鞘呈节段性脱失,吞噬细胞和单核细胞破坏施万细胞基底膜,施万细胞的改变是在脱髓鞘晚期出现,是脱髓鞘所造成的结果。脊神经前根较后根先受累。在脱髓鞘的相应节段,脊髓前角细胞和脑干运动神经核可见退行性病变,但病变的程度不重。一部分患儿的主要病变为运动神经轴索受累,有学者为其起名为急性运动轴索神经病,由于其临床特征与吉兰-巴雷综合征几乎一样,所以归属为吉兰-巴雷综合征的亚型更为合适。

三、临床表现

半数以上的患儿于神经系统症状出现前1～3周有前驱感染史,包括腹泻、上呼吸道感染、风疹、腮腺炎、支原体感染等。也有的患儿在前1天～6周有接种疫苗史。

绝大多数患儿急性起病,以多发性、对称性周围神经麻痹为主要首发症状,个别病例先有脑神经损害,2～3天或1周内逐渐加重达到极期,少数以亚急性缓慢起病,2～3周症状达高峰。进展期过后,病情相对静止,此阶段持续2周左右,以后进入缓慢的恢复期。

(一)运动障碍

运动障碍为本病最突出、最常见症状,表现为肢体的弛缓性麻痹。大多数双侧对称,偶有患儿双侧肢体略有差异,但肌力差异程度不超过一级。肢体麻痹一般远端重于近端,少数病例近端重于远端;肌张力降低;腱反射和腹壁反射减弱或消失;受累骨骼肌逐渐出现肌肉萎缩。

(二)脑神经麻痹

严重患儿有脑神经损害。小儿脑神经损害发生率比成人高。脑神经麻痹常为几对脑神经同时受累。常见第Ⅸ、Ⅹ对脑神经受累,表现为语音小,吞咽困难或进食、进水时呛咳,咽部分泌物引起气道反流,影响呼吸道通畅。第Ⅶ对脑神经损害时颜面无表情,第Ⅺ对脑神经损害时还可表现"滴状征"阳性。少数重症患儿,除上述脑神经外,第Ⅲ、Ⅳ、Ⅵ对脑神经亦可受累。

(三)呼吸肌麻痹

呼吸肌麻痹常发生在有四肢严重麻痹的患儿,小儿病例呼吸肌麻痹的发生率较成人高。发生呼吸肌麻痹时,肺活量减少到正常的1/3或1/4,重者发生严重呼吸困难时,可出现胸式呼吸或腹膈矛盾呼吸。最重者呼吸肌完全麻痹,完全依靠人工呼吸机。

(四)自主神经障碍

患儿常有出汗过多或过少、肢体发凉、面色潮红、心动过速或过缓,可有心律不齐、期前收缩、血压升高及不稳,可突然降低或上升,有时上升与下降交替出现。最严重的表现为心搏骤停。病情好转后,心血管障碍亦减轻。患儿还可以出现膀胱和肠道功能障碍,表现为一过性尿潴留或失禁,还可有便秘与腹泻。

(五)感觉障碍

感觉障碍不如运动障碍明显,一般在发病初期出现。主要是主观感觉障碍,如痛、麻、痒及其他感觉异常等。有的患儿有神经干部位的压痛及直腿抬高时的牵拉性疼痛。胸段以上脊神经根受损时有颈部轻微疼痛或颈强直。

四、辅助检查

(一)肌电图

肌电图在诊断上有非常重要的价值,可显示下运动神经元受损。一般认为神经传导速度减慢与髓鞘受损有关,复合肌肉动作电位的波幅降低与轴索损害有关。另外,本病肌电图可显示F波的潜伏期延长或消失,F波的改变常提示周围神经近端或神经根受损。

(二)脑脊液

早期脑脊液正常。在病程1周后,脑脊液虽然细胞基本正常但蛋白逐渐增高,3~4周时达高峰,以后逐渐下降。这种蛋白细胞分离现象在半数以上患儿可见到。

(三)血液

半数以上患儿早期有中性粒细胞增多,血清 IgG、IgM、免疫球蛋白 A(immunoglobulin A,IgA)可有增高。有些患儿血清中可查到抗神经髓鞘抗体。

五、诊断

典型病例不难做出诊断。通常依靠临床症状、体征及脑脊液变化及排除其他神经系统疾病的可能性后能确定诊断。特别是有条件者可做肌电图检查,对诊断有重大帮助。以下几点可供诊断参考。

(1)病前有上呼吸道或消化道等非特异性感染,其后间隔一段时间发病;或病前1天~6周有接种疫苗史。

(2)多为急性或亚急性起病,迅速出现对称性、进行性的下运动神经元性肢体瘫痪,肌张力降低,腱反射减弱或消失。

(3)可伴有脑神经损害和呼吸肌麻痹,但神志清楚。

(4)可有感觉异常及根性疼痛。

（5）脑脊液蛋白细胞分离现象。

（6）肌电图显示下运动神经元受损，有运动神经的传导速度减慢或动作电位波幅降低，以及 F 波的潜伏期延长或消失。

六、鉴别诊断

(一)脊髓灰质炎

脊髓灰质炎多见于未服脊髓灰质炎疫苗的小儿。因脊髓前角细胞受损的部位及范围不同，病情轻重不等。多先有发热，2～3 天后肢体出现不对称性麻痹，近端比远端重；亦可有延髓性麻痹、腹肌麻痹及脑神经损害。重者可伴有呼吸肌麻痹，腱反射减弱或消失，无感觉障碍。早期脑脊液细胞数常增多，蛋白多正常。肌电图检查显示神经元损害，这一点与吉兰-巴雷综合征有重要鉴别价值。脊髓灰质炎的确诊需依靠从粪便分离出脊髓灰质炎病毒，以及血清学检查脊髓灰质炎特异性 IgM 抗体或脑脊液中查出此抗体（1 个月内未服脊髓灰质炎糖丸），恢复期血清中 IgG 抗体滴度比急性期增高 4 倍或 4 倍以上。

(二)急性脊髓炎

发病早期常见发热，伴背部及腿部疼痛。急性期可出现脊髓休克而表现肢体弛缓性麻痹，但脊髓休克解除后很快出现上神经元性瘫痪、肌张力增高、腱反射亢进及病理反射。此病有明显的病灶水平以下的束性感觉障碍和括约肌障碍，脑脊液显示炎性改变。

(三)脊髓占位性病变

常见的病因有脊髓肿瘤、脊髓出血等，脊髓肿瘤可先为一侧间歇性神经根性疼痛，以后逐渐发展为两侧持续性疼痛。由于脊髓压迫，引起运动、感觉障碍，严重者出现脊髓横断综合征。大多数患儿病情进展缓慢，腰膨大以上受累时，表现为下肢的上神经元性瘫痪及病变水平以下感觉障碍，常有括约肌障碍如排尿困难、尿失禁、便秘。脊髓出血一般有诱发因素，有出血性基础疾病患儿突然出现，或外伤、剧烈运动后，突然出现上述症状，可见脑脊液蛋白量增高，脊髓 CT 及磁共振检查可助诊断。

(四)低血钾性周期性麻痹

有些地区散发低血钾性麻痹，表现为软弱无力，肢体可有弛缓性麻痹，以近端为重；严重者累及全身肌肉，甚至影响呼吸肌，发生呼吸困难；腱反射减弱，无感觉障碍。病程短，发作在数小时或 1～4 天即可自行消失。脑脊液正常，血钾低,心电图呈低钾波形。

(五)癔症性瘫痪

情绪因素影响瘫痪,进展变化快,腱反射存在。无脑神经和呼吸肌麻痹,无肌萎缩。暗示疗法可影响病情。

此外,还应注意与颈椎外伤和颈椎疾病、重症肌无力、发作性麻痹性肌红蛋白血尿等病鉴别。

七、治疗

本病为自限性疾病,严重脑神经损害致分泌物反流气道造成呼吸困难和呼吸肌麻痹,患儿应用人工呼吸机度过危重阶段,是最重要的急救措施。对进展期如何控制病情,近几年通过静脉注射大剂量丙种球蛋白治疗方法的开展、血液净化疗法的开展都显示了良好效果。

(一)静脉注射大剂量丙种球蛋白

在急性进展期静脉注射大剂量丙种球蛋白可以缩短患儿的进展期,使病情提前停止进展,减轻症状,并能缩短麻痹静止期,使恢复期提前,促使早日恢复,并减少后遗症。

静脉注射大剂量丙种球蛋白对吉兰-巴雷综合征可显示良好的治疗效果。一是要在发病早期应用;二是每天剂量要足够大,才能显示临床效果。有 3 种用法:①每天静脉点滴 1 g/kg,用 1 天或连用 2 天;②静脉点滴 2 g/kg,用 1 天;③每天静脉点滴,剂量为 400 mg/kg,连用 3～5 天。上述 3 种方法总剂量大约相同,但前 2 种效果更好。如药源或经济费用有困难,最少给 400 mg/(kg·d),应用 1 天亦有相当效果。静脉点滴时应注意药物反应和输液反应。

(二)糖皮质激素

大多数患儿对糖皮质激素的疗效不显著,甲泼尼龙问世以来,用甲泼尼龙 10～30 mg/kg冲击治疗 1～3 天,有报告显示对控制病情有一定效果,尚需进一步临床观察。

对本病的变异型,如复发型吉兰-巴雷综合征、费希尔综合征、脑脊髓神经根炎患儿,糖皮质激素治疗往往显示较好的效果。遇上述变异型患儿可积极应用糖皮质激素,早期足量,冲击治疗更好。冲击甲泼尼龙 3 天后,改用泼尼松 1 mg/kg左右,数周后减量停药。总疗程为 3～8 周,视病情所定,但应注意糖皮质激素的不良反应。

(三)血液净化疗法

由于本病为交叉免疫反应所致的自身免疫性疾病,使用血液净化方法将血液中自身抗体、抗神经髓鞘抗体、免疫复合物、致敏淋巴细胞及不明致病因子清除,对病情进展有良好的控制作用。血液净化疗法用在吉兰-巴雷综合征包括血浆置换疗法和全血交换疗法。大多数患儿在急性进展期血浆置换或换血1~2次后立刻停止进展,并在几天内进入恢复期。能明显缩短进展期和静止期。恢复期的恢复过程亦加快,减轻了病情程度,亦减少了后遗症的可能性。应用呼吸机的时间也大大缩短,脑神经损害恢复最快,亦减少了呼吸肌麻痹和自主神经受累的程度。但应用大剂量丙种球蛋白以后,血液净化几乎可以被取代。

(四)人工呼吸机的应用

需要呼吸支持的患儿能及时应用人工呼吸机,并做好呼吸管理,防止并发症,是降低病死率的最重要措施之一。

1.应用指征

吉兰-巴雷综合征患儿需要应用人工呼吸机辅助呼吸及气管插管或气管切开的原因:呼吸肌的严重麻痹,呼吸功能不全,以及由于第Ⅸ、Ⅹ对脑神经的麻痹,吞咽功能减退或消失,分泌物不能咽下而导致反流至气管内,影响了通气,加上咳嗽无力,更容易气道阻塞和肺不张。呼吸肌麻痹和脑神经麻痹这两项原因加在一起,更增加了应用人工呼吸机的必要性。具体指征可参考如下:①呼吸肌麻痹致呼吸功能不全,肺活量减少到正常的1/3或1/4,或肺活量只比潮气量大1倍左右。这时呼吸肌极易出现疲劳而衰竭。②呼吸幅度减弱或消失,胸式呼吸减弱或消失,或者腹式呼吸减弱或消失,或胸腹式呼吸减弱。③口鼻腔分泌物增多,咳嗽无力,分泌物反流气管导致呼吸道阻塞,一侧或两侧肺底呼吸音减低。④呼吸浅促,安静状态下烦躁、鼻翼翕动、口唇开始出现发绀等,此时情况更为严重。⑤合并肺部感染、肺不张等加重上述病情。⑥血气分析在吉兰-巴雷综合征患儿应用呼吸机的指征中并不重要,因为肺活量大于潮气量时血气分析仍正常。待呼吸肌疲劳到一定程度即出现严重症状。所以,吉兰-巴雷综合征患儿在考虑是否应用呼吸机时不应过分依赖血气分析。往往在符合上述临床情况下,虽然血气分析基本正常,仍应考虑辅助通气。

2.呼吸机与人体的连接

吉兰-巴雷综合征患儿可通过气管插管或气管切开与人工呼吸机连接,并由于呼吸道的开放,便于吸痰。气管切开便于吸痰且不容易脱管。病情严重,自主呼吸几乎消失(一旦意外脱管就有危险),且年龄较大者可选择气管切开。而年龄较小的婴幼儿由于气管切开后拔管困难,或病情相对轻一些的患儿可选择经鼻气管插管。

3.人工呼吸机的选择

由于吉兰-巴雷综合征患儿应用呼吸机的主要目的是解决通气问题,所以选用一般的定容型呼吸机即可,年龄较小患儿可应用定时限压持续气流型呼吸机。

呼吸机应用中,良好的呼吸管理非常重要,应用呼吸机后,应观察两肺通气情况,听诊两肺呼吸音有无降低情况,并观察患儿面色、精神、心率、脉搏、血压,特别要观察胸廓起伏。吉兰-巴雷综合征患儿应用人工呼吸机时,其动脉血二氧化碳分压应保持在 $4.7\sim5.3$ kPa。

吉兰-巴雷综合征患儿在应用呼吸机过程中,要进行充分的湿化,否则分泌物在呼吸道内阻塞,会造成呼吸机应用的失败,应选择良好的湿化器(加温湿化器)。除呼吸机的湿化器湿化外,在呼吸管理过程中,还要间隔一定时间向气管内注入生理盐水,每次可注入数毫升,并拍背吸痰。遇肺部呼吸音减低或出现管状呼吸音,并为分泌物阻塞所致时,应加紧气管内用生理盐水,每次数毫升反复冲洗、拍背,直到情况改善。

4.呼吸机的撤离

患儿呼吸有力,呼吸肌麻痹基本恢复正常,脑神经麻痹亦恢复正常,吞咽正常,咳嗽较有力,能将痰咳出,可逐渐通过间歇指令通气或压力支持通气逐渐过渡到完全停机。

5.应用呼吸机的并发症

吉兰-巴雷综合征患儿应用呼吸机时间较长,长期开放呼吸道,加上患儿体质、营养状态的不佳,容易发生肺部感染(呼吸机相关性肺炎)。此种感染以革兰阴性杆菌多见,特别容易发生铜绿假单胞菌的感染,所以必要时要选用对铜绿假单胞菌敏感的抗菌药物。

(五)自主神经紊乱的治疗

一般的自主神经紊乱如出汗、窦性心动过速、窦性心动过缓、轻度血压升高和波动可不给特殊处理。但对这种患儿要密切监护心率,以防心搏骤停。一旦心搏骤停需立刻心脏按压,并加强人工呼吸,将机械通气改为人工捏球,并注入肾上腺素。心脏复苏后应积极进行脑复苏治疗。由于患儿没有器质性心脏病,心搏骤停只是迷走神经张力高的结果,所以及时心脏按压并给予肾上腺素后很容易复苏,加上大多数患儿正在应用呼吸机,已有气管插管或气管切开,容易人工捏球进行呼吸,有利于心脏的复苏。所以应监测心脏情况,及时发现心搏骤停,及时抢救。

(六)其他药物治疗

维生素 B_1、维生素 B_6、维生素 B_{12},呋喃硫胺等有利于损伤神经的修复,应长期应用。脑脊髓神经根炎或脑神经根炎合并颅内压增高时可应用甘露醇降颅压,疗程为 3~5 天或视病情而定。

(七)营养

当第Ⅸ、Ⅹ对脑神经麻痹导致吞咽困难时,需通过鼻饲管喂奶,牛奶中可增加鸡蛋蛋黄、淀粉等,增加热量和蛋白质。吞咽功能恢复后给易消化、富含蛋白质的饮食。

(八)康复治疗

恢复期的功能锻炼是最主要的康复治疗。麻痹肢体要经常给予按摩、活动关节,恢复期要增加被动活动和主动活动。如因长时间瘫痪而关节僵硬,应被动活动关节,使其能完全被动活动,疼痛严重时可涂用双氯芬酸软膏于疼痛僵硬关节处,可减轻疼痛,有助于恢复关节功能。另外,理疗、按摩、针灸等在恢复期可作为辅助治疗。

(九)心理治疗

吉兰-巴雷综合征患儿虽然肢体瘫痪严重,甚至呼吸肌麻痹及脑神经麻痹,但最大特点是神志非常清楚,所以要特别关心患儿的心理状态。由于应用呼吸机,患儿不能用语言表达,加上脑神经麻痹时常有面神经的麻痹,双侧对称的面神经麻痹显示假面具脸,表情呆板,医务人员常常容易忽略患儿的心理变化。所以要经常关心、询问患儿,用各种方式去了解患儿,向患儿进行心理安慰。注意不要在患儿面前讨论病情,不要使患儿产生恐惧感。让患儿对疾病恢复充满信心。恢复期鼓励患儿锻炼,有条件时给患儿创造良好的视听条件。

第四章

儿科呼吸系统疾病

第一节 急性上呼吸道感染

急性上呼吸道感染简称急性上感,俗称普通感冒,是最常见的呼吸道感染疾病。广义的上呼吸道感染是一组疾病的总称,按主要感染的部位不同,包括急性鼻炎、急性咽炎、急性扁桃体炎、咽结合膜热、疱疹性咽峡炎等。因此既往认为,急性上呼吸道感染就是上呼吸道局部感染的说法并不确切。全年均可发病,好发于冬春季节,学龄前儿童患病率最高,每年可达6~8次。

一、病因

90%以上的急性上呼吸道感染由病毒引起,主要有鼻病毒、呼吸道合胞病毒、流感病毒、副流感病毒、腺病毒、冠状病毒、柯萨奇病毒等。病毒感染后可继发细菌感染,最常见为溶血性链球菌,其次为流感嗜血杆菌、肺炎链球菌等。肺炎支原体不仅可引起肺炎,也可引起上呼吸道感染。

婴幼儿时期由于上呼吸道的解剖、生理和免疫特点易患本病。儿童患有基础疾病如免疫缺陷病或营养障碍性疾病,如维生素D缺乏性佝偻病、锌或铁缺乏症等,或有被动吸烟、护理不当、气候改变和环境不良等危险因素,易发生反复上呼吸道感染或使病程迁延。

二、临床表现

病情的缓急、轻重程度与小儿年龄大小、免疫力强弱、病原体载量与毒性强弱以及感染的部位不同有关。年长儿局部症状明显,但婴幼儿全身症状较重。

(一)普通类型

1.症状

(1)局部症状:鼻塞、流涕、打喷嚏、干咳、咽部不适和咽痛等,多于3~4天内自然痊愈。

(2)全身症状:发热、烦躁不安、头痛、全身不适、乏力等。部分患儿有食欲缺乏、呕吐、腹泻、腹痛等消化道症状。腹痛多为脐周阵发性疼痛,无压痛,可能为肠痉挛所致;如腹痛持续存在,多为并发急性肠系膜淋巴结炎。

婴幼儿起病急,以全身症状为主,常有消化道症状,局部症状较轻。多有发热,体温可高达39~40 ℃,热程为2~3天至1周,起病1~2天内可因发热引起惊厥。

2.体征

体格检查可见咽部充血、扁桃体肿大。有时可见下颌下和颈淋巴结肿大。肺部听诊一般正常。肠道病毒感染者可见不同形态的皮疹。

(二)特殊类型

1.疱疹性咽峡炎

病原体为柯萨奇A组病毒。好发于夏秋季,起病急骤,临床表现为高热、咽痛、流涎、厌食、呕吐等。体格检查可发现咽部充血,在咽腭弓、软腭、悬雍垂的黏膜上可见多个2~4 mm大小灰白色的疱疹,周围有红晕,1~2天后破溃形成小溃疡,疱疹也可发生于口腔的其他部位。病程为1周左右。

2.咽结合膜热

病原体为腺病毒3、7型。以发热、咽炎、结膜炎为特征。好发于春夏季,散发或发生小流行。临床表现为高热、咽痛、眼部刺痛,有时伴消化道症状。体检发现咽部充血,可见白色点块状分泌物,周边无红晕,易于剥离;一侧或双侧滤泡性眼结合膜炎,可伴球结合膜出血;颈及耳后淋巴结增大。病程为1~2周。

三、并发症

病变若向邻近器官组织蔓延可引起中耳炎、鼻窦炎、咽后壁脓肿、扁桃体周围脓肿、颈淋巴结炎、喉炎、支气管炎及肺炎等,以婴幼儿多见。年长儿若患A组β-溶血性链球菌咽峡炎,以后可引起急性肾小球肾炎和风湿热,其他病原体也可引起类风湿病等结缔组织病。

四、实验室检查

(1)病毒感染者外周血白细胞计数正常或偏低,中性粒细胞减少,淋巴细胞计数相对增高。病毒分离和血清学检查可明确病原。近年来,免疫荧光、免疫酶及分子生物学技术可作出早期诊断。

(2)细菌感染者外周血白细胞计数可增高,中性粒细胞计数增高,在使用抗菌药物前行咽拭子培养可发现致病菌。C反应蛋白和前降钙素有助于鉴别细菌感染。

五、诊断和鉴别诊断

根据临床表现一般不难诊断,但需与以下疾病鉴别。

(一)流行性感冒

流行性感冒简称流感,由流感病毒、副流感病毒引起。有明显的流行病史,局部症状较轻,全身症状较重。常有高热、头痛、四肢肌肉酸痛等,病程较长。

(二)急性传染病早期

上呼吸道感染常为各种传染病的前驱症状,如麻疹、流行性脑脊髓膜炎、百日咳、猩红热等,应结合流行病史、临床表现及实验室资料等综合分析,并观察病情演变加以鉴别。

(三)过敏性鼻炎

某些学龄前或学龄儿童"感冒"症状如流涕、打喷嚏持续超过2周或反复发作,而全身症状较轻,则应考虑过敏性鼻炎的可能,鼻拭子涂片嗜酸性粒细胞增多有助于诊断。

(四)急性阑尾炎

伴腹痛者应注意与急性阑尾炎鉴别。本病腹痛常先于发热,腹痛部位以右下腹为主,呈持续性,有固定压痛点、反跳痛及腹肌紧张、腰大肌试验阳性等体征,白细胞及中性粒细胞增多。

在排除上述疾病后,尚应对上呼吸道感染的病原进行鉴别,以便指导治疗。

六、治疗

(一)一般治疗

病毒性上呼吸道感染者,应告诉患儿家长该病的自限性和治疗目的,防止交叉感染及并发症。注意休息,居室通风,多饮水。

(二)抗感染治疗

1.抗病毒药物

主张早期应用。可用利巴韦林,剂量为 $10\sim15$ mg/(kg·d),口服或静脉点滴。若为流感病毒感染,可用磷酸奥司他韦口服。部分中药制剂有一定的抗病毒疗效。

2.抗菌药物

细菌性上呼吸道感染或病毒性上呼吸道感染继发细菌感染者可选用抗生素治疗,常选用青霉素类、头孢菌素类或大环内酯类抗生素。咽拭子培养阳性结果有助于指导抗菌治疗。链球菌感染或既往有风湿热、肾炎病史者,青霉素疗程应为 $10\sim14$ 天。

(三)对症治疗

(1)高热可予对乙酰氨基酚或布洛芬,亦可采用物理降温如冷敷或温水浴。

(2)发生热性惊厥者可予以镇静、止惊等处理。

(3)鼻塞者可酌情给予减充血剂,咽痛可予咽喉含片。

七、预防

主要靠加强体格锻炼以增强抵抗力;提倡母乳喂养;避免被动吸烟;防治佝偻病及营养不良;避免去人多拥挤、通风不畅的公共场所。

第二节　支气管哮喘

支气管哮喘简称哮喘,是儿童期最常见的慢性呼吸道疾病。哮喘是多种细胞和细胞组分共同参与的气道慢性炎症性疾病,这种慢性炎症导致气道反应性的增加,通常出现广泛多变的可逆性气流受限,并引起反复发作性的喘息、气促、胸闷或咳嗽等症状,常在夜间和(或)清晨发作或加剧,多数患儿可经治疗缓解或自行缓解。目前世界范围内约有 2 亿哮喘患者,各国患病率在 $1\%\sim13\%$ 不等,发达国家高于发展中国家,城市高于农村。儿童哮喘如诊治不及时,随病程的延长可产生气道不可逆性狭窄和气道重塑。因此,早期防治至关重要。

一、发病机制

哮喘的发病机制极为复杂,尚未完全清楚,与免疫、神经、精神、内分泌因素、遗传学背景和神经信号通路密切相关。

(一)免疫因素

气道慢性炎症被认为是哮喘的本质。自 19 世纪 90 年代以来,通过大量临床病理研究发现,无论病程长短、病情轻重,哮喘患者均存在气道慢性炎症性改变。新近的研究表明,哮喘的免疫学发病机制为Ⅰ型树突状细胞成熟障碍,分泌白细胞介素-12 不足,使 Th0 不能向 Th1 细胞分化;在白细胞介素-4 诱导下树突状细胞Ⅱ促进 Th0 细胞向 Th2 发育,导致 Th1/Th2 细胞功能失衡。Th2 细胞促进 B 细胞产生大量免疫球蛋白 E(immunoglobulin E,IgE)(包括抗原特异性 IgE)和分泌炎症性细胞因子(包括黏附分子)刺激其他细胞,产生一系列炎症介质,最终诱发速发型(IgE 增高)变态反应和慢性气道炎症。同时,最新的研究表明调节性 T 细胞在调节免疫失衡及维持耐受中具有重要的作用。

(二)神经、精神和内分泌因素

哮喘患儿 β-肾上腺素能受体功能低下和迷走神经张力亢进,或同时伴有 α-肾上腺素能神经反应性增强,从而发生气道高反应。气道的自主神经系统除肾上腺素能和胆碱能神经系统外,尚存在第三类神经,即非肾上腺素能非胆碱能神经系统。非肾上腺素能非胆碱能神经系统又分为抑制性及兴奋性两种,两者平衡失调可引起支气管平滑肌收缩。

一些患儿哮喘发作与情绪有关,其原因不明。更常见的是因严重的哮喘发作影响患儿及其家人的情绪。约 2/3 的患儿于青春期哮喘症状完全消失,于月经期、妊娠期和患甲状腺功能亢进时症状加重,均提示哮喘的发病可能与内分泌功能紊乱有关,具体机制不明。

(三)遗传学背景

哮喘具有明显的遗传倾向,患儿及其家庭成员患过敏性疾病和特应性体质者明显高于正常人群。哮喘为多基因遗传性疾病,已发现许多与哮喘发病有关的基因(疾病相关基因),如 IgE、白细胞介素-4、白细胞介素-13、T 细胞抗原受体等基因多态性。但是,哮喘发病率 30 余年来明显增高,不能单纯以基因变异来解释。

(四)神经信号通路

研究发现,在哮喘患儿体内存在着丝裂素活化蛋白激酶等神经信号通路的细胞因子、黏附因子和炎性介质对机体的作用,参与气道炎症和气道重塑。

二、危险因素

危险因素包括：①吸入变应原（室内如尘螨、动物毛屑及排泄物、蟑螂、真菌等，室外如花粉、真菌等）；②食入变应原（如牛奶、鱼、虾、鸡蛋和花生等）；③呼吸道感染（尤其是病毒及支原体感染）；④强烈的情绪变化；⑤运动和过度通气；⑥冷空气；⑦药物（如阿司匹林等）；⑧职业粉尘及气体。

以上为诱发哮喘症状的常见危险因素，有些因素只引起支气管痉挛，如运动及冷空气；有些因素可以突然引起哮喘的致死性发作，如药物及职业性化学物质。

三、病理和病理生理

哮喘死亡患儿的肺组织呈肺气肿，大、小气道内填满黏液栓。黏液栓由黏液、血清蛋白、炎症细胞和细胞碎片组成。显微镜显示支气管和毛细支气管上皮细胞脱落，管壁嗜酸性粒细胞和单核细胞浸润，血管扩张和微血管渗漏，基底膜增厚，平滑肌增生肥厚，杯状细胞和黏膜下腺体增生。

气流受阻是哮喘病理生理改变的核心，支气管痉挛、管壁炎症性肿胀、黏液栓形成和气道重塑均是造成患儿气道受阻的原因。

（一）支气管痉挛

急性支气管痉挛为速发型哮喘反应，是 IgE 依赖型介质释放所致（Ⅰ型变态反应），包括肥大细胞释放组胺、前列腺素和白三烯等。

（二）管壁炎症性肿胀

抗原对气道刺激后 6～24 小时发生的气道直径减小，是由微血管通透性和漏出物增加导致的气道黏膜增厚和肿胀所致。伴随或不伴随平滑肌收缩，为迟发型哮喘反应。

（三）黏液栓形成

黏液栓形成主要发生于迟发型哮喘，黏液分泌增多，形成黏液栓，重症病例黏液栓广泛阻塞细小支气管，引起严重呼吸困难，甚至发生呼吸衰竭。

（四）气道重塑

因慢性和反复的炎症损害，可以导致气道重塑，表现为气道壁增厚和基质沉积、胶原沉积，上皮下纤维化，平滑肌增生和肥大，肌成纤维细胞增殖及黏液腺杯状细胞化生及增生，上皮下网状层增厚，微血管生成。

(五)气道高反应

气道高反应是哮喘的基本特征之一,指气道对多种刺激因素,如变应原、理化因素、运动和药物等呈现高度敏感状态,在一定程度上反映了气道炎症的严重性。气道炎症通过气道上皮损伤、细胞因子和炎症介质的作用引起气道高反应。

四、临床表现

咳嗽和喘息呈反复发作性,以夜间和清晨为重。发作前可有流涕、打喷嚏和胸闷,发作时呼吸困难,呼气相延长伴有哮鸣音。严重病例呈端坐呼吸、恐惧不安、大汗淋漓、面色青灰。

体格检查可见桶状胸、三凹征,肺部满布哮鸣音,严重者气道广泛堵塞,哮鸣音反可消失,称"闭锁肺",是哮喘最危险的体征。肺部粗湿啰音时现时隐,在剧烈咳嗽后或体位变化时可消失,提示湿啰音的产生是位于气管内的分泌物所致。在发作间歇期可无任何症状和体征,有些患儿在用力时才可听到哮鸣音。此外,在体格检查时还应注意有无过敏性鼻炎、鼻窦炎和湿疹等。

哮喘发作在合理应用常规缓解药物治疗后,仍有严重或进行性呼吸困难者,称为哮喘危重状态。表现为哮喘急性发作,出现咳嗽、喘息、呼吸困难、大汗淋漓和烦躁不安,甚至表现出端坐呼吸、语言不连贯、严重发绀、意识障碍及心肺功能不全的征象。

五、辅助检查

(一)肺功能检查

肺功能检查主要用于 5 岁以上患儿。对于第一秒用力呼气量(forced expiratory volume in first second,FEV_1)≥正常预计值 70% 的疑似哮喘患儿,可选择支气管激发试验测定气道反应性;对于 FEV_1 <正常预计值 70% 的疑似哮喘患儿,可选择支气管舒张试验评估气流受限的可逆性,支气管激发试验阳性、支气管舒张试验阳性均有助于确诊哮喘。呼气峰流速的日间变异率是诊断哮喘和反映哮喘严重程度的重要指标,如日间变异率>20%、使用支气管扩张剂后其值增加 20% 可以诊断为哮喘。也可用组胺或醋甲胆碱激发试验。

(二)胸部 X 线检查

急性期胸部 X 线正常或呈间质性改变,可有肺气肿或肺不张。胸部 X 线还可排除肺部其他疾病,如肺炎、肺结核、气管支气管异物和先天性呼吸系统畸形等。

(三)变应原测试

用多种吸入性变应原或食物性变应原提取液所做的变应原皮肤试验是诊断变态反应的首要工具,提示患者对该变应原过敏与否。目前常用皮肤点刺试验法和皮内试验法。血清特异性 IgE 测定也很有价值,血清总 IgE 测定只能反映是否存在特应质。

(四)其他

呼出气一氧化氮浓度测定和诱导痰技术在儿童哮喘诊断和病情监测中发挥着一定的作用。

六、诊断和鉴别诊断

(一)诊断

1.儿童哮喘诊断标准

(1)反复发作喘息、咳嗽、气促、胸闷,多与接触变应原、冷空气、物理或化学性刺激、呼吸道感染以及运动等有关,常在夜间和(或)清晨发作或加剧。

(2)发作时在双肺可闻及散在或弥漫性、以呼气相为主的哮鸣音,呼气相延长。

(3)上述症状和体征经抗哮喘治疗有效或自行缓解。

(4)除外其他疾病所引起的喘息、咳嗽、气促和胸闷。

(5)临床表现不典型者(如无明显喘息或哮鸣音),应至少具备以下 1 项。①支气管激发试验或运动激发试验阳性;②证实存在可逆性气流受限:支气管舒张试验阳性,吸入速效 β_2 受体激动剂后 15 分钟,FEV_1 增加≥12%或抗哮喘治疗有效,使用支气管舒张剂和口服(或吸入)糖皮质激素治疗 1～2 周后,FEV_1 增加≥12%;③呼气流量峰值每天变异率(连续监测 1～2 周)≥20%。

符合(1)～(4)条或(4)、(5)条者,可以诊断为哮喘。

2.咳嗽变异型哮喘诊断标准

(1)咳嗽持续大于 4 周,常在夜间和(或)清晨发作或加剧,以干咳为主。

(2)临床上无感染征象,或经较长时间抗生素治疗无效。

(3)抗哮喘药物诊断性治疗有效。

(4)排除其他原因引起的慢性咳嗽。

(5)支气管激发试验阳性和(或)呼气流量峰值每天变异率(连续监测 1～2 周)≥20%。

(6)个人或一、二级亲属特应性疾病史,或变应原测试阳性。

以上(1)~(4)项为诊断基本条件。

2014 年《全球哮喘防治创议》提出 5 岁及 5 岁以下儿童哮喘的诊断依据可包括:①喘息、咳嗽、气促持续超过 10 天,每年发作＞3 次或严重发作和(或)夜间加重;②具备哮喘的危险因素(特应质或家族史);③对控制治疗有反应(吸入低剂量激素治疗 2~3 个月临床症状改善,停药后症状加重)。

哮喘预测指数可用于预测 3 岁内喘息儿童发展为持续性哮喘的危险性。哮喘预测指数:在过去 1 年喘息≥4 次,具有 1 项主要危险因素或 2 项次要危险因素。主要危险因素包括:父母有哮喘病史,经医师诊断为特应性皮炎,有吸入变应原致敏的依据。次要危险因素包括:有食物变应原致敏的依据,外周血嗜酸性粒细胞≥4%,与感冒无关的喘息。如哮喘预测指数阳性,建议按哮喘规范治疗。

(二)分期

哮喘可分为 3 期。①急性发作期:突发喘息、咳嗽、气促、胸闷等症状,或原有症状急剧加重;②慢性持续期:指近 3 个月内不同频度和(或)不同程度地出现喘息、咳嗽、气促、胸闷等症状;③临床缓解期:指经过治疗或未经治疗症状和体征消失,肺功能恢复到急性发作前的水平,并维持 3 个月以上。

(三)鉴别诊断

以喘息为主要症状的儿童哮喘应注意与毛细支气管炎、支气管内膜结核或支气管淋巴结结核、气道异物、支气管肺血管畸形、心源性疾病、纵隔疾病和咽喉部相鉴别,咳嗽变异型哮喘应注意与反复支气管炎及感染后咳嗽、上气道咳嗽综合征、胃食管反流和嗜酸性粒细胞支气管炎等疾病相鉴别。

七、治疗

哮喘治疗的目标:①达到并维持症状的控制;②维持正常活动,包括运动能力;③使肺功能水平接近正常;④预防哮喘急性发作;⑤避免因哮喘药物治疗导致的不良反应;⑥预防哮喘导致的死亡。

治疗原则:治疗越早越好,坚持长期、持续、规范和个体化治疗。①急性发作期:快速缓解症状,如抗炎、平喘治疗。②慢性持续期和缓解期:防止症状加重或预防复发,如抗炎、降低气道高反应性、防止气道重塑,避免触发因素、做好自我管理。

治疗哮喘的药物包括缓解药物和控制药物。缓解药物能快速缓解支气管收缩及其他伴随的急性症状,用于哮喘急性发作期,包括:①吸入型速效 β_2 受体激动剂;②全身性糖皮质激素;③抗胆碱能药物;④口服短效 β_2 受体激动剂;⑤短效茶碱;⑥硫酸镁。

控制药物是抑制气道炎症需长期使用的药物,用于哮喘慢性持续期,包括:①吸入型糖皮质激素;②长效 β_2 受体激动剂;③白三烯调节剂;④缓释茶碱;⑤肥大细胞膜稳定剂;⑥全身性糖皮质激素。

(一)哮喘急性发作期治疗

1. β_2 受体激动剂

β_2 受体激动剂是目前最有效、临床应用最广的支气管舒张剂。根据起作用的快慢分为速效和缓慢起效两大类,根据维持时间的长短分为短效和长效两大类。吸入型速效 β_2 受体激动剂疗效可维持 4~6 小时,是缓解哮喘急性症状的首选药物,严重哮喘发作时第 1 小时可每 20 分钟吸入 1 次,以后每 2~4 小时可重复吸入。药物剂量:沙丁胺醇每次 2.5~5.0 mg 或特布他林每次 2.5~5.0 mg。急性发作病情相对较轻时也可选择短期口服短效 β_2 受体激动剂,如沙丁胺醇片和特布他林片等。

2. 糖皮质激素

病情较重的急性病例应给予口服泼尼松短程治疗(1~7 天),每天 1~2 mg/kg,分 2~3 次。一般不主张长期使用口服糖皮质激素治疗儿童哮喘。严重哮喘发作时应静脉给予甲泼尼松龙,每天 2~6 mg/kg,分 2~3 次输注,或琥珀酸氢化可的松或氢化可的松,每次 5~10 mg/kg。一般静脉糖皮质激素使用1~7 天,症状缓解后即停止静脉用药,若需持续使用糖皮质激素者,可改为口服泼尼松。吸入性糖皮质激素对儿童哮喘急性发作的治疗有一定的帮助,选用雾化吸入布地奈德悬液每次 0.5~1 mg,每 6~8 小时用 1 次。但病情严重时不能以吸入治疗替代全身糖皮质激素治疗,以免延误病情。

3. 抗胆碱能药物

吸入型抗胆碱能药物如溴化异丙托品舒张支气管的作用比 β_2 受体激动剂弱,起效也较慢,但长期使用不易产生耐药性,不良反应少。

4. 短效茶碱

短效茶碱可作为缓解药物,用于哮喘急性发作的治疗,主张将其作为哮喘综合治疗方案中的一部分,而不单独应用治疗哮喘。需注意其不良反应,长时间使用者,最好监测茶碱的血药浓度。

(二)哮喘危重状态的处理

1.氧疗

所有危重哮喘患儿均存在低氧血症,需用密闭面罩或双鼻导管提供高浓度湿化氧气,初始吸氧浓度以 40％ 为宜,流量为 4～5 L/min。

2.补液、纠正酸中毒

注意维持水、电解质平衡,纠正酸碱紊乱。

3.糖皮质激素

全身应用糖皮质激素作为儿童危重哮喘治疗的一线药物,应尽早使用。病情严重时不能以吸入治疗替代全身糖皮质激素治疗,以免延误病情。

4.支气管扩张剂的使用

支气管扩张剂可选用:①吸入型速效 β_2 受体激动剂;②氨茶碱静脉滴注;③抗胆碱能药物;④肾上腺素皮下注射,药物剂量为每次皮下注射 1：1 000 肾上腺素0.01 mL/kg,儿童最大不超过 0.3 mL。必要时可每 20 分钟使用 1 次,不能超过 3 次。

5.镇静剂

可用水合氯醛灌肠,慎用或禁用其他镇静剂;在插管条件下,亦可用地西泮镇静,剂量为每次 0.3～0.5 mg/kg。

6.抗菌药物治疗

儿童哮喘发作主要由病毒引发,抗菌药物不作为常规应用,如同时发生下呼吸道细菌感染则选用病原体敏感的抗菌药物。

7.辅助机械通气指征

指征如下:①持续严重的呼吸困难;②呼吸音减低或几乎听不到哮鸣音及呼吸音;③因过度通气和呼吸肌疲劳而使胸廓运动受限;④意识障碍、烦躁或抑制,甚至昏迷;⑤吸氧状态下发绀进行性加重;⑥动脉血二氧化碳分压≥8.7 kPa。

(三)哮喘慢性持续期治疗

5 岁以上和 5 岁以下儿童哮喘的长期治疗方案分为 5 级,从第 2～5 级都有不同的哮喘控制药物可供选择。对以往未经规范治疗的初诊哮喘患儿根据病情严重度分级,选择第 2 级、第 3 级和第 4 级治疗方案。治疗期间每 1～3 个月审核 1 次,根据其控制情况选择适当的治疗方案。如哮喘控制并维持至少3 个月后,可考虑降级,直至确定维持哮喘控制的最小剂量。如部分控制,考虑升级治疗以达到控制,但首先要检查患儿吸药技术,遵循用药方案的情况,避免变应原和其他触发因素等。如未控制,升级治疗直至达到控制。

1.吸入性糖皮质激素

吸入性糖皮质激素是哮喘长期控制的首选药物,也是目前最有效的抗炎药物,优点是通过吸入,药物直接作用于气道黏膜,局部抗炎作用强,全身不良反应少。通常需要长期、规范吸入1～3年甚至更长时间才能起到治疗作用。目前临床上常用吸入性糖皮质激素有布地奈德、丙酸氟替卡松和丙酸倍氯米松。应每3个月评估1次病情,以决定升级治疗、维持目前治疗或降级治疗。

2.白三烯调节剂

白三烯调节剂分为白三烯合成酶抑制剂和白三烯受体拮抗剂,该药耐受性好,不良反应少,服用方便。白三烯受体拮抗剂包括孟鲁司特和扎鲁司特。

3.缓释茶碱

缓释茶碱用于长期控制时,主要协助吸入性糖皮质激素抗感染,每天分1～2次服用,以维持昼夜的稳定血药浓度。

4.长效 β_2 受体激动剂

药物包括福莫特罗、沙美特罗、班布特罗及丙卡特罗等。

5.肥大细胞膜稳定剂

肥大细胞膜稳定剂色甘酸钠,常用于预防运动及其他刺激诱发的哮喘。

6.全身性糖皮质激素

在哮喘慢性持续期控制哮喘发作过程中,全身性糖皮质激素仅短期在慢性持续期分级为重度持续患儿、长期使用高剂量吸入性糖皮质激素加吸入型长效 β_2 受体激动剂及其他控制药物疗效欠佳的情况下使用。

7.联合治疗

对病情严重度分级为重度持续和单用吸入性糖皮质激素病情控制不佳的中度持续的哮喘,提倡长期联合治疗,如吸入性糖皮质激素联合吸入型长效 β_2 受体激动剂、吸入性糖皮质激素联合白三烯调节剂和吸入性糖皮质激素联合缓释茶碱。

8.特异性免疫治疗

在无法避免接触变应原或药物治疗无效时,可考虑针对变应原的特异性免疫治疗,需要在有抢救措施的医院进行。特异性免疫治疗应与抗炎及平喘药物联用,坚持足够疗程。

第三节　支气管肺炎

支气管肺炎是累及支气管壁和肺泡的炎症,为儿童时期最常见的肺炎,2岁以内儿童多发。一年四季均可发病,北方多发生于冬春寒冷季节及气候骤变时。室内居住拥挤、通风不良、空气污浊,致病微生物增多,易发生肺炎。此外有营养不良、维生素D缺乏性佝偻病、先天性心脏病等并存症及低出生体重儿、免疫缺陷者均易发生本病。

一、病因

最常为细菌和病毒,也可由病毒、细菌"混合感染"。发达国家儿童肺炎的病原以病毒为主,主要有劳斯肉瘤病毒、流感及副流感病毒等;发展中国家则以细菌为主。细菌感染仍以肺炎链球菌多见,近年来肺炎支原体、衣原体和流感嗜血杆菌肺炎有增加趋势。病原体常由呼吸道入侵,少数经血行入肺。

二、病理生理

主要变化是由于支气管、肺泡炎症引起通气和换气障碍,导致缺氧和二氧化碳潴留,从而造成一系列病理生理改变。

(一)呼吸功能不全

由于通气和换气障碍,氧进入肺泡以及氧自肺泡弥散至血液和二氧化碳排出均发生障碍,血液含氧量下降,动脉血氧分压和动脉血氧饱和度均降低,致低氧血症;血二氧化碳浓度升高。当动脉血氧饱和度<85%,还原血红蛋白>50 g/L时,则出现发绀。肺炎的早期,仅有缺氧,无明显二氧化碳潴留。为代偿缺氧,呼吸和心率加快以增加每分钟通气量和改善通气血流比。随着病情的进展,通气和换气功能严重障碍,在缺氧的基础上出现二氧化碳潴留,此时动脉血氧分压和动脉血氧饱和度下降,动脉血氧分压升高,当动脉血氧分压<6.7 kPa和(或)动脉血二氧化碳分压>6.7 kPa时即为呼吸衰竭。为增加呼吸深度,以吸进更多的氧,呼吸辅助肌也参加活动,因而出现鼻翼翕动和吸气性凹陷。

(二)酸碱平衡失调及电解质紊乱

严重缺氧时,体内需氧代谢发生障碍,无氧酵解增强,酸性代谢产物增加,加上高热、进食少、脂肪分解等因素,常引起代谢性酸中毒;同时,由于二氧化碳排出受阻,可产生呼吸性酸中毒;因此,严重者存在不同程度的混合性酸中毒。6个月以上的儿童,因呼吸代偿功能稍强,通过加深加快呼吸,加快排出二氧化碳,可致呼吸性碱中毒,血 pH 值变化不大,影响较小;而 6 个月以下的儿童,代偿能力较差,二氧化碳潴留往往明显,甚至发生呼吸衰竭。缺氧和二氧化碳潴留导致肾小动脉痉挛而引起水钠潴留,且重症肺炎缺氧时常有抗利尿激素分泌增加,加上缺氧使细胞膜通透性改变、钠泵功能失调,使 Na^+ 进入细胞内,造成低钠血症。

(三)心血管系统

病原体和毒素侵袭心肌,引起心肌炎;缺氧使肺小动脉反射性收缩,肺循环压力增高,使右心负荷增加。肺动脉高压和中毒性心肌炎是诱发心力衰竭的主要原因。重症患儿常出现微循环障碍、休克甚至弥散性血管内凝血。

(四)神经系统

严重缺氧和二氧化碳潴留使血与脑脊液 pH 值降低,高碳酸血症使脑血管扩张、血流减慢、血管通透性增加,致使颅内压增加。严重缺氧使脑细胞无氧代谢增加,造成乳酸堆积、ATP 生成减少和 Na^+-K^+ 离子泵转运功能障碍,引起脑细胞内钠、水潴留,形成脑水肿。病原体毒素作用亦可引起脑水肿。

(五)胃肠道功能紊乱

低氧血症和病原体毒素可使胃肠黏膜糜烂、出血,上皮细胞坏死脱落,导致黏膜屏障功能破坏,使胃肠功能紊乱,出现腹泻、呕吐,甚至发生缺氧中毒性肠麻痹。毛细血管通透性增高,可致消化道出血。

三、临床表现

2 岁以下的婴幼儿多见,起病多数较急,发病前数天多先有上呼吸道感染,主要临床表现为发热,咳嗽,气促,肺部固定中、细湿啰音。

(一)主要症状

1.发热

热型不定,多为不规则热,亦可为弛张热或稽留热。值得注意的是新生儿、重度营养不良患儿体温可不升或低于正常。

2.咳嗽

咳嗽较频繁,早期为刺激性干咳,极期咳嗽反而减轻,恢复期咳嗽有痰。

3.气促

气促多在发热、咳嗽后出现。

4.全身症状

精神不振、食欲减退、烦躁不安,轻度腹泻或呕吐。

(二)体征

1.呼吸增快

40～80次/分,并可见鼻翼翕动和吸气性凹陷。

2.发绀

口周、鼻唇沟和指(趾)端发绀,轻症患儿可无发绀。

3.肺部啰音

早期不明显,可有呼吸音粗糙、减低,以后可闻及固定的中、细湿啰音,以背部两侧下方及脊柱两旁较多,于深吸气末更为明显。肺部叩诊多正常,病灶融合时,可出现实变体征。

(三)重症肺炎的表现

重症肺炎由于严重的缺氧及毒血症,除有呼吸衰竭外,可发生心血管、神经和消化等系统严重功能障碍。

1.心血管系统

可发生心肌炎、心包炎等,有先天性心脏病者易发生心力衰竭。肺炎合并心力衰竭可有以下表现:①安静状态下呼吸突然加快,>60次/分。②安静状态下心率突然增快,>180次/分。③突然极度烦躁不安,明显发绀,面色苍白或发灰,指(趾)甲微血管再充盈时间延长。以上3项不能用发热、肺炎本身和其他并发症解释者。④心音低钝、奔马律,颈静脉怒张。⑤肝脏迅速增大。⑥尿少或无尿,眼睑或双下肢水肿。亦有学者认为上述症状为肺炎本身的表现。

2.神经系统

在确诊肺炎后出现下列症状与体征者,可考虑为缺氧中毒性脑病:①烦躁、嗜睡,眼球上窜、凝视;②球结膜水肿,前囟隆起;③昏睡、昏迷、惊厥;④瞳孔改变,对光反射迟钝或消失;⑤呼吸节律不整,呼吸心跳解离(有心跳,无呼吸);⑥有脑膜刺激征,脑脊液检查除压力增高外,其他均正常。在肺炎的基础上,除外热性惊厥、低血糖、低血钙及中枢神经系统感染(脑炎、脑膜炎),如有①～②项则提示脑水肿,伴其他1项以上者可确诊。

3.消化系统

严重者发生缺氧中毒性肠麻痹时,表现为频繁呕吐、严重腹胀、呼吸困难加重,听诊肠鸣音消失。重症患儿还可呕吐咖啡样物,大便潜血阳性或柏油样便。

4.抗利尿激素异常分泌综合征

抗利尿激素异常分泌综合征表现如下:①血钠≤130 mmol/L,血渗透压<275 mmol/L;②肾脏排钠增加,尿钠≥20 mmol/L;③临床上无血容量不足,皮肤弹性正常;④尿渗透克分子浓度高于血渗透克分子浓度;⑤肾功能正常;⑥肾上腺皮质功能正常;⑦抗利尿激素升高。若抗利尿激素不升高,则可能为稀释性低钠血症。抗利尿激素异常分泌综合征与缺氧中毒性脑病有时表现类似,但治疗却完全不同,应注意检查血钠,以资鉴别。

5.弥散性血管内凝血

弥散性血管内凝血可表现为血压下降,四肢凉,脉速而弱,皮肤、黏膜及胃肠道出血。

四、并发症

早期合理治疗者并发症少见。若延误诊断或病原体致病力强者可引起并发症,如胸腔积液(如脓胸)、脓气胸、肺大疱、肺不张、支气管扩张等。

(一)脓胸

临床表现:高热不退;呼吸困难加重;患侧呼吸运动受限;语颤减弱;叩诊呈浊音;听诊呼吸音减弱,其上方有时可听到管状呼吸音。当积脓较多时,患侧肋间隙饱满,纵隔和气管向健侧移位。胸部X线(立位)示患侧肋膈角变钝,或呈反抛物线状阴影。胸腔穿刺可抽出脓液。

(二)脓气胸

肺脏边缘的脓肿破裂并与肺泡或小支气管相通即造成脓气胸。表现为突然呼吸困难加剧,剧烈咳嗽,烦躁不安,面色发绀。胸部叩诊积液上方呈鼓音,听诊呼吸音减弱或消失。若支气管破裂处形成活瓣,气体只进不出,形成张力性气胸,可危及生命,必须积极抢救。立位X线检查可见液气面。

(三)肺大疱

由于细支气管形成活瓣性部分阻塞,气体进的多、出的少或只进不出,肺泡扩大、破裂而形成肺大疱,可一个亦可多个。体积小者无症状,体积大者可引起呼吸困难。X线可见薄壁空洞。

以上 3 种并发症多见于金黄色葡萄球菌肺炎、耐药肺炎链球菌肺炎和某些革兰阴性杆菌肺炎。

五、辅助检查

(一)外周血检查

1.白细胞检查

细菌性肺炎白细胞计数升高,中性粒细胞增多,并有核左移现象,胞质可有中毒颗粒。病毒性肺炎的白细胞计数大多正常或偏低,亦有少数升高者,时有淋巴细胞增多或出现异型淋巴细胞。

2.C 反应蛋白

细菌感染时血清 C 反应蛋白值多上升,非细菌感染时则上升不明显。

3.前降钙素

前降钙素在细菌感染时可升高,抗菌药物治疗有效时,可迅速下降。

(二)病原学检查

1.细菌学检查

(1)细菌培养和涂片:采取气管吸取物、肺泡灌洗液、胸腔积液、脓液和血标本做细菌培养和鉴定,同时进行药物敏感试验对明确细菌性病原和指导治疗有意义。亦可做涂片染色镜检,进行初筛试验。

(2)其他检查:血清学检测肺炎链球菌荚膜多糖抗体水平;荧光多重 PCR 检测细菌特异基因,如肺炎链球菌编码溶血素基因。

2.病毒学检查

(1)病毒分离:感染肺组织、支气管肺泡灌洗液及鼻咽分泌物的病毒培养、分离是病毒病原诊断的可靠方法。

(2)病毒抗体检测:经典的方法有免疫荧光试验、酶联免疫吸附试验等。特异性抗病毒 IgM 升高可早期诊断。血清特异性 IgG 抗体滴度进行性升高,急性期和恢复期(间隔 2～4 周)IgG 抗体升高≥4 倍为阳性,但由于费时太长,往往只作为回顾性诊断,限制了其临床实际应用。

(3)病毒抗原检测:采取咽拭子、鼻咽分泌物、气管吸取物或肺泡灌洗液涂片,或快速培养后细胞涂片,使用病毒特异性抗体(包括单克隆抗体)免疫荧光技术、免疫酶法或放射免疫法可发现特异性病毒抗原。

(4)病毒特异性基因检测:采用核酸分子杂交技术或聚合酶链反应、逆转录 PCR 等技术检测呼吸道分泌物中病毒基因片段。

3.其他病原学检查

(1)肺炎支原体:①冷凝集试验,≥1：32 为阳性标准,该试验为非特异性,可作为过筛试验;②特异性诊断,包括肺炎支原体分离培养或特异性 IgM 和 IgG 抗体测定。补体结合抗体检测是诊断肺炎支原体的常用方法;基因探针及 PCR 技术检测肺炎支原体的特异性强和敏感性高,但应避免发生污染。

(2)衣原体:能引起肺炎的衣原体为沙眼衣原体、肺炎衣原体和鹦鹉热衣原体。细胞培养用于诊断沙眼衣原体和肺炎衣原体。直接免疫荧光或吉姆萨染色法可检查沙眼衣原体。其他方法有酶联免疫吸附试验、放射免疫电泳法检测双份血清特异性抗原或抗体、核酸探针及 PCR 技术检测基因片段。

(3)嗜肺军团菌:血清特异性抗体测定是目前临床诊断嗜肺军团菌感染最常用的实验室证据。

(三)胸部影 X 线检查

早期肺纹理增强,透光度减低;以后两肺下野、中内带出现大小不等的点状或小斑片状影,或融合成大片状阴影,甚至波及节段。可有肺气肿、肺不张。伴发脓胸时,早期患侧肋膈角变钝;积液较多时,可呈反抛物线状阴影,纵隔、心脏向健侧移位。并发脓气胸时,患侧胸腔可见液平面。肺大疱时则见完整薄壁、无液平面的大疱。胸部 X 线未能显示肺炎征象而临床又高度怀疑肺炎、难以明确炎症部位、需同时了解有无纵隔内病变等,可行胸部 CT 检查。

六、诊断

支气管肺炎的诊断比较简单,一般有发热、咳嗽、呼吸急促的症状,肺部听诊闻及中、细湿啰音和(或)胸部影像学有肺炎的改变均可诊断为支气管肺炎。

确诊支气管肺炎后应进一步了解引起肺炎的可能病原体和病情的轻重。若为反复发作者,还应尽可能明确导致反复感染的原发疾病或诱因,如原发性或继发性免疫缺陷病、呼吸道局部畸形或结构异常、支气管异物、先天性心脏病、营养不良和环境因素等。此外,还要注意是否有并发症。

七、鉴别诊断

(一)急性支气管炎

一般不发热或仅有低热,全身状况好,以咳嗽为主要症状,肺部可闻及干湿啰音,多不固定,随咳嗽而改变。X 线示肺纹理增多、排列紊乱。若鉴别困难,则按肺炎处理。

(二)支气管异物

患儿有异物吸入史,突然出现呛咳,可有肺不张和肺气肿,可资鉴别。若病程迁延,有继发性感染则类似肺炎或合并肺炎,需注意鉴别。

(三)支气管哮喘

儿童哮喘可无明显喘息发作,主要表现为持续性咳嗽,X线示肺纹理增多、排列紊乱和肺气肿,易与本病混淆。患儿具有过敏体质,肺功能检查及激发和舒张试验有助于鉴别。

(四)肺结核

一般有结核接触史,结核菌素试验阳性,X线示肺部有结核病灶可资鉴别。粟粒性肺结核可有气促和发绀,从而与肺炎极其相似,但肺部啰音不明显。

八、治疗

采用综合治疗,原则为改善通气、控制炎症、对症治疗、防止和治疗并发症。

(一)一般治疗

室内空气要流通,以温度为 $18\sim20$ ℃、湿度为 60% 为宜。给予营养丰富的饮食,重症患儿进食困难者,可给予肠道外营养。经常变换体位,以减少肺部淤血,促进炎症吸收。注意隔离,以防交叉感染。注意水和电解质的补充,纠正酸中毒和电解质紊乱,适当的液体补充还有助于气道的湿化。但要注意输液速度,过快可加重心脏负担。

(二)抗感染治疗

1.抗菌药物治疗

明确为细菌感染或病毒感染继发细菌感染者应使用抗菌药物。

(1)原则:①有效和安全是选择抗菌药物的首要原则。②在使用抗菌药物前应采集合适的呼吸道分泌物或血标本进行细菌培养和药物敏感试验,以指导治疗;在未获培养结果前,可根据经验选择敏感药物。③选用的药物在肺组织中应有较高的浓度。④轻症患者口服抗菌药物有效且安全,对重症肺炎或因呕吐等致口服难以吸收者,可考虑胃肠道外抗菌药物治疗。⑤适宜剂量、合适疗程。⑥重症患儿宜静脉联合用药。

(2)根据不同病原选择抗菌药物:①肺炎链球菌,青霉素敏感者首选青霉素或阿莫西林;青霉素中介者,首选大剂量青霉素或阿莫西林;耐药者首选头孢曲松、头孢噻肟、万古霉素;青霉素过敏者选用大环内酯类抗生素如红霉素等。

②金黄色葡萄球菌,甲氧西林敏感者首选苯唑西林钠或氯唑西林钠,耐药者选用万古霉素或联用利福平。③流感嗜血杆菌首选阿莫西林/克拉维酸、氨苄西林/舒巴坦。④大肠埃希菌和肺炎克雷伯杆菌,不产超广谱 β-内酰胺酶菌首选头孢他啶、头孢哌酮,产超广谱 β-内酰胺酶菌首选亚胺培南、美罗培南。⑤铜绿假单胞菌首选替卡西林/克拉维酸。⑥卡他莫拉菌首选阿莫西林/克拉维酸。⑦肺炎支原体和衣原体首选大环内酯类抗生素如阿奇霉素、红霉素及罗红霉素。

(3)用药时间:一般应持续至体温正常后 5～7 天,症状、体征消失后 3 天停药。支原体肺炎至少使用抗菌药物 2～3 周。葡萄球菌肺炎在体温正常后 2～3 周可停药,一般总疗程≥6 周。

2.抗病毒治疗

(1)利巴韦林:可口服或静脉点滴,肌内注射和静脉滴注的剂量为 10～15 mg/(kg·d),可抑制多种 RNA 和 DNA 病毒。

(2)α 干扰素:5～7 天为 1 个疗程,亦可雾化吸入。若为流感病毒感染,可用磷酸奥司他韦口服。

(3)部分中药制剂有一定抗病毒疗效。

(三)对症治疗

1.氧疗

有缺氧表现,如烦躁、发绀或动脉血氧分压<8.0 kPa 时需吸氧,多用鼻前庭导管给氧,经湿化的氧气的流量为 0.5～1 L/min,氧浓度不超过 40%。新生儿或婴幼儿可用面罩、氧帐、鼻塞给氧,面罩给氧流量为 2～4 L/min,氧浓度为 50%～60%。

2.气道管理

及时清除鼻痂、鼻腔分泌物和吸痰,以保持呼吸道通畅,改善通气功能。气道的湿化非常重要,有利于痰液的排出。雾化吸入有助于解除支气管痉挛和水肿。分泌物堆积于下呼吸道,经湿化和雾化仍不能排除,使呼吸衰竭加重时,应行气管插管以利于清除痰液。严重病例宜短期使用机械通气,接受机械通气者尤应注意气道湿化、变换体位和拍背,保持气道湿度和通畅。

3.腹胀的治疗

低钾血症者,应补充钾盐。缺氧中毒性肠麻痹时,应禁食和给胃肠减压,亦可使用酚妥拉明每次 0.3～0.5 mg/kg,加 5%葡萄糖 20 mL 静脉滴注,每次最大量不超过 10 mg。

4.其他

高热患儿可用物理降温,如温热搽身和(或)减少衣物,冷敷(冰袋置于腋窝、腹股沟或头部);口服对乙酰氨基酚或布洛芬等。若伴烦躁不安可给予氯丙嗪、异丙嗪每次各 0.5～1.0 mg/kg 肌内注射,水合氯醛或苯巴比妥每次 5 mg/kg 肌内注射。

(四)糖皮质激素

糖皮质激素可减少炎症渗出,解除支气管痉挛,改善血管通透性和微循环,降低颅内压。使用指征:①严重喘憋或呼吸衰竭;②全身中毒症状明显;③合并感染中毒性休克;④出现脑水肿;⑤胸腔短期有较大量渗出者。上述情况可短期应用激素,可用甲泼尼松龙 1～2 mg/(kg·d)、琥珀酸氢化可的松 5～10 mg/(kg·d)或用地塞米松 0.1～0.3 mg/(kg·d)加入瓶中静脉点滴,疗程为 3～5 天。

(五)并发症及并存症的治疗

1.肺炎合并心力衰竭

吸氧、镇静、利尿、强心、血管活性药物。①利尿:可用呋塞米、依他尼酸,剂量为每次 1 mg/kg,稀释成 2 mg/mL,静脉注射或加滴壶中静脉滴注;亦可口服呋塞米、依他尼酸或氢氯噻嗪等。②强心药:可使用地高辛或毛花苷 C 静脉注射。③血管活性药物:常用酚妥拉明每次 0.5～1.0 mg/kg,最大剂量每次不超过 10 mg,肌内注射或静脉注射,必要时间隔 1～4 小时重复使用;亦可用卡托普利和硝普钠。

2.肺炎合并缺氧中毒性脑病

脱水疗法、改善通气、扩血管、止痉、应用糖皮质激素、促进脑细胞恢复。①脱水疗法:主要使用甘露醇,根据病情轻重每次 0.25～1.0 g/kg,每 6 小时 1 次。②改善通气:必要时应予人工辅助通气、间歇正压通气,疗效明显且稳定后应及时改为正常通气。③扩血管药物:可缓解脑血管痉挛、改善脑微循环,从而减轻脑水肿,常用酚妥拉明、山莨菪碱。酚妥拉明为每次 0.5～1.0 mg/kg,新生儿为每次≤3 mg,婴幼儿为每次≤10 mg,静脉快速滴注,每 2～6 小时 1 次;山莨菪碱为每次 1～2 mg/kg,视病情需要,可以 10～15 分钟 1 次,或 2～4 小时 1 次,也可静脉滴注维持。④止痉:一般选用地西泮每次 0.2～0.3 mg/kg,静脉注射,1～2 小时可重复 1 次;也可采用人工冬眠疗法。⑤糖皮质激素的使用:可非特异性抗炎、减少血管与血-脑屏障的通透性,故可用于治疗脑水肿。常用地塞米松每次 0.25 mg/kg,静脉滴注,每 6 小时 1 次,2～3 天后逐渐减量或停药。

⑥促进脑细胞恢复的药物：常用的有三磷腺苷、胞磷胆碱、维生素 B_1 和维生素 B_6 等。

3.抗利尿激素分泌失调综合征的治疗

抗利尿激素分泌失调综合征与肺炎合并稀释性低钠血症的治疗是相同的。原则为限制水的摄入量，补充高渗盐水。当血钠为 $120\sim130$ mmol/L，无明显症状时，主要措施是限制水的摄入量，以缓解低渗状态。如血钠＜120 mmol/L，有明显低钠血症症状时，按 3％氯化钠 12 mL/kg，可提高血钠 10 mmol/L 计算，先给予 1/2 量，在 $2\sim4$ 小时内静脉点滴，必要时 4 小时后可重复 1 次。

4.脓胸和脓气胸

应及时进行穿刺引流，若脓液黏稠，经反复穿刺抽脓不畅或发生张力性气胸时，宜行胸腔闭式引流。

5.并存症

对并存佝偻病、贫血、营养不良者，应给予相应治疗。

6.生物制剂

重症患儿可酌情给予血浆和用丙种球蛋白含有特异性抗体静脉注射，如劳斯肉瘤病毒-IgG 抗体，可用于重症患儿，丙种球蛋白 400 mg/(kg·d)，$3\sim5$ 天为 1 个疗程。

九、预防

(1)增强体质；减少被动吸烟，室内通风；积极防治营养不良、贫血及佝偻病等；注意手卫生，避免交叉感染。

(2)针对某些常见细菌和病毒病原，疫苗预防接种可有效降低儿童肺炎患病率，目前已有的疫苗包括肺炎链球菌疫苗、B 型流感嗜血杆菌结合疫苗、流感病毒疫苗等。

第四节　肺　脓　肿

肺脓肿是肺实质由于炎性病变坏死液化从而形成脓肿。可见于任何年龄，主要继发于肺炎，其次并发于败血症，偶由邻近组织化脓病灶如肝脓肿、膈下脓肿或脓胸蔓延至肺部。此外，肿瘤或异物压迫可使支气管堵塞而继发化脓性感染。

一、诊断要点

(一)临床表现

起病较急,多数有高热,热型不一,以间歇热或弛张热最多见,可伴畏寒、寒战;常有咳嗽、呼吸急促、面色苍白、乏力盗汗、精神不振、食欲缺乏、体重下降等;婴幼儿多伴呕吐与腹泻,年长儿可诉胸痛或腹痛;如脓肿与气道相通,咳嗽加重并咳出臭味脓痰,有时痰中带血甚至大咯血;随大量痰液排出症状可减轻。查体患侧胸廓运动减弱、叩诊呈浊音、呼吸音减低;如脓腔较大并与支气管相通,可闻及管状呼吸音、语音传导增强。严重者有呼吸困难及发绀。可并发脓胸及支气管胸膜瘘而出现相应表现。

(二)辅助检查

(1)血常规:白细胞总数、中性粒细胞增多,核左移,常有毒性颗粒。

(2)C 反应蛋白和降钙素原:常升高。

(3)细菌学检查:痰涂片革兰染色镜检,痰、胸腔积液和血培养(包括需氧和厌氧菌培养)及药物敏感试验,有助于确定病原体和选择抗生素。

(4)X 线检查:早期胸片征象与细菌性肺炎相似。脓肿形成后可见圆形阴影且周围环以浸润影,可单发或多发,如与支气管相通则见脓腔和液平面。病程长则脓腔壁增厚,可伴有支气管扩张、胸膜增厚、纵隔向患侧移位等征象。并发脓胸时,患侧胸部呈大片浓密阴影。CT 检查则更精准。

(5)纤维支气管镜检查:有助于明确病因和病原学诊断,并可经纤维支气管镜吸引脓液和冲洗,提高疗效、缩短病程。

二、鉴别要点

(一)肺大疱

金黄色葡萄球菌肺炎或病毒性肺炎后的肺大疱应与本病鉴别。胸片上肺大疱壁薄,形成迅速,并可在短时间内消失。

(二)支气管扩张继发感染

根据既往病史,晨起后大量咳痰,结合胸片或 CT 所见可鉴别。

(三)肺结核

肺结核空洞一般无液平面,常有同侧或对侧结核播散病灶,结核菌素试验阳性和痰液涂片发现结核菌可鉴别。

(四)先天性肺囊肿

液性囊肿呈界限清晰的圆形或椭圆形阴影,全气囊肿呈一圆形或椭圆形薄壁透亮囊腔影,囊肿周围肺组织无浸润。

三、治疗要点

(一)一般治疗

注意休息和营养,对症治疗包括供氧、祛痰和体位引流。

(二)抗生素疗法

早期可用青霉素 100 000 U/(kg·d),疗程为 4~6 周。对青霉素过敏或无效者,可根据细菌培养及敏感试验选用敏感抗生素,如头孢菌素、万古霉素、替考拉宁以及利奈唑胺等,疗程因脓肿吸收的速度和程度以及临床表现的严重程度而定,一般疗程为 3~4 周,直至胸片显示脓腔和炎症消失,或仅有少量的残留纤维化。

(三)手术疗法

多无须手术。手术适应证:①肺脓肿病程超过 3 个月,经内科治疗脓腔不缩小,或脓腔过大估计不易闭合者;②大咯血经内科治疗无效或危及生命;③伴有支气管胸膜瘘或脓胸经抽吸、引流和冲洗疗效不佳者;④支气管阻塞限制了气道引流。对病情重不能耐受手术者,可经胸壁插入导管至脓腔进行引流。肺脓肿合并脓胸可用胸腔镜引流,可缩短抗生素的疗程和住院时间。经纤维支气管镜吸引、冲洗也是有效的脓液引流手段。术前应评估患者的一般情况和肺功能。

第五章

儿科循环系统疾病

第一节 感染性心内膜炎

感染性心内膜炎指因细菌、真菌和其他微生物直接感染而产生心瓣膜或心室壁内膜的炎症。按病程可以分为急性和亚急性两种类型：①急性感染性心内膜炎常发生于心脏正常的患儿，多由毒力较强的病原体感染所致，金黄色葡萄球菌占50％以上。起病突然，伴高热、寒战，全身毒血症症状明显，常是全身严重感染的一部分，病程多为急骤凶险，病程在6周以内。②亚急性感染性心内膜炎多发于原已有心脏疾病的患儿，多由毒力较弱的病原体感染所致，80％为非溶血性链球菌引起，起病缓慢，只有非特异性隐袭症状，病程在6周以上。

一、病因

(一)心脏的原发病变

在先天性心脏病中，室间隔缺损、法洛四联症、动脉导管未闭最常发生；在单个瓣膜病变中，二叶式主动脉瓣狭窄最易发生；在后天性心脏病中，风湿性心脏病、二尖瓣脱垂综合征易患本病。先天性心脏病术后患儿，特别是外科手术应用人工瓣膜、管道或修补材料，以及术后残余分流或梗阻的患儿均易发生感染性心内膜炎。

(二)病原体

几乎所有已知的致病微生物都可引起本病。由于普遍地使用广谱抗生素，过去罕见的耐药微生物病例增加。草绿色链球菌发病率减少，但仍占优势。金黄色葡萄球菌、肠球菌、表皮葡萄球菌、革兰阴性菌或真菌的比例明显增高。厌氧菌、放线菌、李斯特菌偶见。两种细菌的混合感染多见于人工瓣膜手术。长期应用抗生素或激素、免疫抑制剂、静脉导管输入高营养液等均可增加真菌感染的机会,其中以念珠菌属、曲霉属和组织胞浆菌较多见。

(三)诱发因素

感染性心内膜炎的病原微生物多为咽喉部、消化道、皮肤部位的常居菌,拔牙、洗牙、牙周手术、扁桃体切除术等均可导致菌血症。从感染的胸部创口、尿路和各种动静脉插管、气管切开、术后肺炎等进入体内形成菌血症,心导管检查、经导管介入治疗、静脉内置管等也是感染性心内膜炎的易感因素。

二、诊断

(一)临床表现

1.感染症状

发热是最常见的症状,体温在 38～39 ℃之间,热型不规则。少数患儿体温可正常。多数患儿有全身不适、疲倦、食欲缺乏、体重减轻及关节痛、贫血等。

2.心血管症状

部分患儿在短期内出现高调的杂音或原有的杂音性质迅速改变或心瓣膜病的进行性加重、顽固性心力衰竭。

3.栓塞症状

依栓塞部位不同而出现不同的临床表现。主要血管部位的栓塞可出现相关部位的缺血、出血症状,如胸痛、偏瘫、失语、血尿、腹痛和脾大等。躯干、四肢皮肤栓塞可见散在瘀点,如甲床下线状出血、奥斯勒结节、詹韦损害,但并不是本病所特有。

在儿科患者中,同时具有上述 3 种症状的典型患者不多,尤其是 2 岁以下儿童主要表现为感染症状,心血管和栓塞症状相对少见。

(二)辅助检查

1.血培养

血细菌培养阳性是确诊感染性心内膜炎的重要依据,凡原因未明的发热、体温持续在 1 周以上,且原有心脏病者,均应反复多次进行血培养,以提高阳性率。若血培养阳性,尚应做药物敏感试验。

2.超声心动图

超声心动图能够检查出直径＞2 mm 的赘生物,因此对诊断感染性心内膜炎很有帮助,此外在治疗过程中超声心动图还可动态观察赘生物大小、形态、活动和瓣膜功能状态,了解瓣膜损害程度,对决定是否做换瓣手术有参考价值。该检查还可发现原有的心脏病。

3.放射影像学检查

胸部 X 线检查仅对并发症如心力衰竭、肺梗死的诊断有帮助,当置换人造瓣膜患者发现瓣膜有异常摇动或移位时,提示可能合并感染性心内膜炎。CT 或螺旋 CT 对怀疑有颅内病变或较大的主动脉瓣周脓肿有一定的诊断作用。磁共振显像因不受人造瓣膜假影的影响,当二维超声心动图不能除外主动脉根部脓肿时,可起辅助作用。

4.其他

血常规可见进行性贫血,多为正细胞性贫血,白细胞数增高和中性粒细胞计数升高,血沉快,C 反应蛋白阳性,血清球蛋白常常增多,免疫球蛋白升高,循环免疫复合物及类风湿因子阳性,尿常规有红细胞,发热期可出现蛋白尿。

(三)诊断标准

1.病理学指标

赘生物,包括已形成栓塞的,或心脏感染组织经培养或镜检发现的赘生物;赘生物或心脏感染组织经病理检查证实伴活动性心内膜炎。

2.临床指标

(1)主要指标:①血液培养阳性,分别 2 次血培养有相同感染性心内膜炎的常见微生物。②心内膜受累证据(超声心动图征象),附着于瓣膜、瓣膜装置、心脏或大血管内膜、人工材料上的赘生物;腱索断裂,瓣膜穿孔,人工瓣膜或缺损补片有新的部分裂开;心腔内脓肿。

(2)次要指标:①易感染条件,如基础心脏病、心脏手术、心导管术、经导管介入治疗、中心静脉内置管等;②较长时间发热超过 38 ℃,伴贫血;③原有的心脏杂音加重,出现新的心脏杂音或心功能不全;④血管征象,包括重要动脉栓塞、感染性动脉瘤、瘀斑、脾大、脑出血、结膜出血、詹伟斑;⑤免疫学征象,包括肾小球肾炎、奥斯勒结节、罗特斑、类风湿因子阳性;⑥微生物证据,即血培养阳性,但未符合主要指标的要求。

诊断依据:凡具备 1~5 项任何之一者可以诊断为感染性心内膜炎。①临床主要指标 2 项;②临床主要指标 1 项和次要指标 3 项;③心内膜受累证据和临床次要指标 2 项;④临床次要指标 5 项;⑤病理学指标 1 项。

有以下任何情况可以排除感染性心内膜炎诊断:①有明确的其他诊断解释心内膜炎表现;②经抗生素治疗≤4 天临床症状消除;③抗生素治疗≤4 天,手术或尸检无感染性心内膜炎证据。

临床考虑感染性心内膜炎,但不具备确诊依据时仍应进行治疗,根据临床观察及进一步检查结果确诊或排除感染性心内膜炎。

三、治疗

(一)抗生素治疗

抗生素是治疗感染性心内膜炎的关键所在,应用原则是针对不同的病原菌,选择敏感的杀菌剂,早期、联合、静脉给药,足剂量,长疗程(一般为4~8周,多用药6周),以期它们能穿透血小板-纤维素的赘生物基质,杀灭细菌,达到根治瓣膜的感染、减少复发的危险。感染性心内膜炎复发时,应再治疗,且疗程宜适当延长。对疑患本病的患儿,在连续送血培养后,通常立即经静脉给予大剂量青霉素G并与链霉素肌内注射合用,如疗效欠佳宜改用其他抗生素,如半合成青霉素。以后若血培养获得阳性,可根据细菌的药敏性适当调整抗生素的种类和剂量。在儿科使用中需要慎用的抗菌药物应获得家属知情同意。

抗菌药物治疗有效的指标:用药后3~5天体温逐渐下降、正常;血培养转阴及非特异性炎症指标转为正常。治疗终点:达到抗菌药物治疗疗程;血培养转阴;非特异性炎症指标转为正常;超声心动图检查心内赘生物缩小,致密度改变或消失。

1.绿色链球菌

青霉素G为首选,多数患儿单独应用青霉素静脉滴注,每天为2 000万单位。分4次,每6小时1次,4~6周。对青霉素敏感性差者宜加用氨基糖苷类抗生素,如庆大霉素每天12万~24万单位,妥布霉素3~5 mg/(kg·d)或阿米卡星(丁胺卡那霉素)1 g/d。对青霉素过敏的患者可用红霉素、万古霉素或第一代头孢菌素。

2.肠球菌性心内膜炎

首选氨苄西林300 mg/(kg·d),分4次,每6小时1次,疗程为4~6周;或万古霉素和氨基糖苷类抗生素联合应用,疗程为6个周。头孢菌素对肠球菌作用差,不能替代其中的青霉素。

3.金黄色葡萄球菌性心内膜炎

若非耐青霉素的菌株,仍选用青霉素G治疗,每天1 000万~2 000万单位和庆大霉素联合应用。耐药菌株可选用第一代头孢菌素类和各种耐青霉素酶的青霉素等。表皮葡萄球菌侵袭力低,但对青霉素G效果欠佳,宜万古霉素、庆大霉素、利福平联合应用。

4.革兰阴性杆菌

革兰阴性杆菌作为本病的病原菌较少见。一般以 β-内酰胺类和氨基糖苷类药物联合应用。可根据药敏选用第三代头孢菌素,如头孢哌酮、头孢噻肟、头孢曲松;也可用氨苄西林和氨基糖苷类联合应用。铜绿假单胞菌引起者可选用第三代头孢菌素,其中多以头孢他啶最常采用。

5.真菌性心内膜炎

真菌性心内膜炎的病死率高达 80%。药物治疗仍以两性霉素 B 合并应用氟胞嘧啶,前者剂量为 0.1 mg/(kg·d)开始,逐步增加至 1 mg/(kg·d),总剂量为 1.5～3 g。后者用量为 150 mg/(kg·d)静脉滴注。立克次体心内膜炎可选用四环素静脉给药治疗 6 周。

(二)手术治疗

近年来,在急性感染性心内膜炎的治疗中,外科治疗被积极地采用,这也是急性感染性心内膜炎,特别是葡萄球菌性心内膜炎病死率显著降低的原因。国内资料也证明抗菌药物加外科治疗组病例的临床转归明显优于单纯抗菌药物治疗组。外科治疗的指征包括:①二尖瓣或主动脉瓣损坏,重度反流导致心力衰竭;②经过合适的抗菌药物治疗 1 周以上仍持续发热、血培养阳性或心内赘生物增大;③心脏瓣膜穿孔、破损、瓣周脓肿或瘘管形成,呈现局部破坏性感染或感染扩散;④大型或有脱落风险的赘生物,特别是位于左心瓣膜上的赘生物,或在抗菌药物治疗 2 周内发生多于 1 次栓塞事件;⑤真菌或抗菌药物耐药病原体引起的心内膜炎等。外科手术包括剔除赘生物、处理感染组织或人工材料植入物、修复或置换心脏瓣膜、矫治基础先天性心脏病或先天性心脏病术后残留缺损或梗阻。为了降低感染活动期间手术后的残余感染率,术后应持续使用维生素 4～6 周。

(三)支持治疗

全身支持治疗十分重要,包括休息、营养和输血等。有心功能不全者,根据病情予以相应的抗心力衰竭治疗。

(四)预后

随着对该病认识的加深,超声心动图技术的提高,更有效抗生素的问世及早期实施外科治疗,感染性心内膜炎的病死率逐步下降,但仍是危害较大的感染性疾病之一,其病死率为 20%～25%,致残率为 50%～60%。赘生物累及主动脉瓣或二尖瓣引起的顽固性心力衰竭是最常见的并发症;心肌脓肿或中毒性心肌炎也可导致心力衰竭;体循环栓塞,尤其是中枢神经系统栓塞是主要致残原因之一。感染性心内膜炎的复发可发生于停止治疗后的 3～6 个月,且复发的病原菌不一定与前次感染相同。停止治疗后应随访 2 年,以便尽早发现复发者。金黄色葡萄球菌感染导致的感染性心内膜炎病死率最高。

第二节　急性心包炎

急性心包炎是由心包脏层和壁层的急性炎症引起的综合征。急性心包炎临床表现具有隐袭性,容易漏诊。

一、病因

急性心包炎的病因可来自心包本身或为全身性疾病的一部分,心包本身的病因包含有特发性(非特异性)、感染性、免疫炎症性、肿瘤及创伤等。其中以结核性、非特异性、肿瘤性较为常见。全身性疾病如系统性红斑狼疮、尿毒症等。

二、诊断

(一)临床表现

1.症状

(1)心前区疼痛的症状:常于体位改变、深呼吸、咳嗽、吞咽、卧位尤其当抬腿或左侧卧位时加剧,坐位或前倾位时减轻。疼痛通常局限于胸骨下或心前区,常放射到左肩、背部、颈部或上腹部,偶向下颌、左前臂和手放射。有的心包炎疼痛较明显,如急性非特异性心包炎;有的则轻微或完全无痛,如结核性和尿毒症性心包炎。

(2)心脏压塞的症状:可出现呼吸困难、面色苍白、烦躁不安、发绀、乏力、上腹部疼痛、水肿甚至休克。

(3)心包积液对邻近器官压迫的症状:肺、气管、支气管和大血管受压迫引起肺淤血,肺活量减少,通气受限制,加重呼吸困难,使呼吸浅而速。患者常自动采取前卧坐位,使心包渗液向下及向前移位,以减轻压迫症状。气管受压可产生咳嗽和声音嘶哑,食管受压可出现咽下困难症状。

(4)全身症状:心包炎本身亦可引起畏寒、发热、心悸、出汗、乏力等症状,与原发疾病的症状常难以区分。

2.体征

(1)心包摩擦音:是急性纤维蛋白性心包炎的典型体征。在胸骨左缘第三和第四肋间、胸骨下部和剑突附近最清楚。常仅出现数小时或持续数天、数周不等。当渗液出现两层心包完全分开时,心包摩擦音消失;如两层心包有部分粘连,虽有大量心包积液,有时仍可闻及摩擦音。在心前区听到心包摩擦音,就可作出心包炎的诊断。

(2)心包积液:积液量在 200～300 mL 或渗液迅速积聚时产生以下体征。①心脏体征:心尖冲动减弱、消失或出现于心浊音界左缘内侧处。心浊音界向两侧扩大、相对浊音区消失,患者由坐位转变为卧位时第二、三肋间的心浊音界增宽。心音轻而远,心率快。少数患者在胸骨左缘第三、四肋间可听得舒张早期额外音(心包叩击音),此音在第二心音后 0.1 秒左右声音较响,呈拍击样。②左肺受压迫的征象:有大量心包渗液时,心脏向后移位,压迫左侧肺部,可引起左肺下叶不张。左肩胛肩下常有浊音区,语颤增强,并可听到支气管呼吸音。③心脏压塞的征象:快速心包积液,即使仅 100 mL,仍可引起急性心脏压塞,出现明显的心动过速,如心排血量显著下降,可产生休克。当渗液积聚较慢时,除心率加速外,静脉压显著升高,可产生颈静脉怒张、搏动和吸气时扩张,肝大伴触痛,腹水,皮下水肿和肝-颈静脉回流征阳性等体循环淤血表现。可出现奇脉。

(二)辅助检查

1.血液化验

急性心包炎患儿可有白细胞计数增多、血沉增快及 C 反应蛋白增加。心肌酶学一般为正常,部分患儿肌钙蛋白升高。

2.心电图

急性心包炎约有 90% 的患者出现心电图异常改变,可在胸痛发生后几小时至数天,典型演变可分为 4 期:①ST 段呈弓背向下抬高,T 波高。一般急性心包炎为弥漫性病变,故出现于除 aVR 和 V_1 外所有导联,持续 2 天至 2 周。V_6 的 ST/T 比值≥0.25。②几天后 ST 段回复到基线,T 波减低、变平。③T 波呈对称型倒置并达最大深度,无对应导联相反的改变(除 aVR 和 V_1 直立外),可持续数周、数月或长期存在。④T 波恢复直立,一般在 3 个月内。病变较轻或局限时可有不典型的演变,出现部分导联的 ST 段、T 波的改变和仅有 ST 段或 T 波改变。

3.超声心动图检查

这是诊断心包积液简便、安全、灵敏和可靠的无创性方法。M 型超声心动图检查时,可见一个无回声区(液性暗区)将心肌回声与心包回声隔开,这个区域即为心包积液,二维超声心动图取左心长轴观及心尖四腔观可见有液性暗区较均匀地分布在心脏外围,它较 M 型更能估计心包渗液量的演变,一般认为暗区直径>8 mm时,液量约为 500 mL;直径>25 mm 时,液量>1 000 mL,超声心动图可提示有无心包粘连,可确定穿刺部位,指导心包穿刺,并可在床边进行检查。

4.X 线检查

X 线检查对渗出性心包炎有一定的价值,可见心脏阴影向两侧扩大,心脏搏动减弱,尤其是肺部无明显充血现象而心影明显增大为心包积液的有力证据。但 X 线检查对纤维蛋白性心包炎的诊断价值有限。

5.心脏 CT 或心脏磁共振

两者均可以非常敏感地探测到心包积液和测量心包的厚度,其中磁共振成像能清晰显示心包积液的容量和分布情况,并可分辨积液的性质,如非出血性渗液大都是低信号强度;尿毒症性、外伤性、结核性渗液内含蛋白和细胞较多,可见中或高信号强度。

6.心包穿刺

当明确有心包积液后,可行心包穿刺对渗液作涂片、培养、细胞学等检查,有助于确定其性质或病原。心包渗液测定腺苷脱氨基酶活性≥30 U/L 对诊断结核性心包炎具有高度特异性,抽液后再向心包内注入空气(100~150 mL)进行 X 线检查,可了解心包的厚度、心包面是否规则(肿瘤可引起局限性隆起)、心脏大小和形态等。在大量心包积液导致心脏压塞时,可行心包治疗性穿刺抽液减压,或针对病因向心包腔内注入药物进行治疗。

7.纤维心包镜检查

凡有心包积液需手术引流者,可先行纤维心包镜检查,心包镜可在光导直视下观察心包病变特征,并可在明视下咬切病变部位做心包活检,从而提高病因诊断的准确性。

(三)诊断标准

在可能并发心包炎的疾病过程中,如出现胸痛、呼吸困难、心动过速和原因不明的体循环静脉淤血或心影扩大,应考虑为心包炎的可能。在心前区听到心包摩擦音,则心包炎的诊断即可确立。心电图异常表现者,应注意与早期复极综合征、急性心肌缺血等进行鉴别。目前尚没有统一的诊断标准,但既往的研究提示诊断急性心包炎需要满足以下 4 个条件中的至少 2 条:①特征性的胸痛;②心包摩擦音;③具有提示性的心电图改变;④新出现的或者加重的心包积液。

三、治疗

(一)针对原发病治疗

结核性心包炎时应尽早开始抗结核治疗,应用足够的剂量,直到结核活动停止后 1 年左右再停药。化脓性心包炎时应选用足量对致病菌有效的抗生素,并反复心包穿刺抽脓和心包腔内注入抗生素,如疗效不佳,即应及早考虑心包切开引流,心包增厚时可作广泛心包切除;病毒性心包炎应加强抗病毒治疗;风湿性心包炎时应加强抗风湿治疗,一般对肾上腺皮质激素反应较好;非特异性心包炎时可使用肾上腺皮质激素。

(二)解除心脏压塞

在超声心动图定位下行心包穿刺抽液是解除压迫症状的有效措施。常用的穿刺部位如下:①左侧第五肋间心浊音界内侧 1～2 cm 处,针尖向内向后推进指向脊柱,穿刺时患者应取坐位。②胸骨剑突与左肋缘相交的夹角处,针尖向上、略向后,紧贴胸骨后面推进,穿刺时患者应取半卧位。此穿刺点不易损伤冠状血管,引流通畅,且不经过胸腔,适合于少量心包积液,尤其是化脓性心包炎,可免遭污染。③左背部第七或第八肋间左肩胛线处,穿刺时患者取坐位,左臂应抬高,针头向前并略向内推进,当有大量心包积液压迫肺部,而其他部位不能抽出液体时可采用此穿刺部位,如疑为化脓性心包炎时,应避免此处抽液,以防胸部感染。心包穿刺时,也可将穿刺针与绝缘可靠的心电图机的胸导联电极相连接进行监护,用针穿刺的同时观察心电图的变化,如触及心室可见 ST 段抬高,偶见 QS 型室性期前收缩;触及心房时,可见 P-R 段抬高及有倒置 P 波的房性期前收缩出现。心包穿刺应备有急救药品、心脏除颤器及人工呼吸器械等,并注意无菌技术,穿刺部位用 1%～2%普鲁卡因浸润麻醉,然后将针刺入,直至穿进有抵抗感的心包壁层继而出现"落空感"为止,针头推进应缓慢,如手感有心脏搏动,应将针头稍向后退;抽液不能过快过猛;积液过稠时,可改为心包切开引流术。

心包穿刺失败或出现并发症的原因包括:①属损伤性心包出血,血液进入心包腔的速度和抽吸一样快;②少量心包积液,超声提示仅在基底部,心脏前面没有液性暗区;③包裹性积液;④罕见的并发症是心脏压塞缓解后,突然的心脏扩张和急性肺水肿,其机制可能是在心功能不全的基础上,心脏压塞解除后静脉回流突然增加所致。如渗液继续产生或有心包缩窄表现,应及时做心包切除,以防止发展为缩窄性心包炎。

(三)对症治疗

患者宜卧床休息。胸痛时给予镇静药、阿司匹林、吲哚美辛,必要时可使用吗啡类药物或左侧星状神经节封闭。

第三节　病毒性心肌炎

病毒性心肌炎指病毒感染引起的心肌局限性或弥漫性的急性或慢性炎症病变。大多数患者经治疗后可获痊愈,极少数患者在急性期因严重心律失常、心力衰竭和心源性休克死亡,部分患者可演变为扩张型心肌病。

一、病因及发病机制

病毒性心肌炎主要侵犯心肌,可累及心包,但累及心脏瓣膜者甚为少见。约有 5% 的病毒感染者在感染后可发生本病,以引起肠道和上呼吸道感染的病毒感染为主,其中又以柯萨奇病毒 B 组最为常见。其他如柯萨奇病毒 A 组、埃可病毒、脊髓灰质炎病毒、腺病毒、流感病毒、副流感病毒、麻疹病毒、腮腺炎病毒、乙型脑炎病毒、肝炎病毒、带状疱疹病毒、巨细胞病毒和人类免疫缺陷病毒等。病毒性心肌炎的发病机制可为病毒感染后的直接侵袭心肌,也可为病毒感染后的自身免疫反应所致,前者以儿童为主,后者以青少年为主。

二、诊断

(一)临床表现

1.症状

症状取决于病变的广泛程度和部位,轻者可无症状,重者可出现心源性休克甚至猝死。常在发病前 1~3 周有上呼吸道或肠道感染史,表现为发热、全身酸痛、咽痛、倦怠、恶心、呕吐、腹泻等症状,7~10 天后出现胸闷、心悸、胸痛或心前区隐痛、头晕、呼吸困难、极度乏力等。

2.体征

体征包括:①心脏增大,轻者无心脏增大,重者可出现轻到中度增大;②心率和心律的改变,与发热不平行的心动过速、心率异常缓慢和各种心律失常,其中以室性期前收缩最常见;③心音变化,第一心音减弱或分裂;④若同时有心包受累,则可闻及心包摩擦音;⑤合并心力衰竭的其他体征,如肺部湿性啰音、颈静脉怒张、肝大和双下肢水肿等;⑥严重者可出现心源性休克的体征。

(二)辅助检查

1.血常规、血清酶及免疫学检查

急性期可出现白细胞数轻度增高,但核左移不明显,约半数的患者血沉轻至中度增快。急性期或慢性心肌炎活动期可有血清天门冬氨酸氨基转移酶、谷草转氨酶、乳酸脱氢酶、肌酸磷酸激酶及其同工酶增高,血清肌钙蛋白I、血清肌钙蛋白T、血浆肌红蛋白增高。白细胞免疫测定,可有外周血 NK 细胞活力降低,α 干扰素效价下降、γ 干扰素效价增高,E 花环及淋巴细胞转化率降低,血中总 T 细胞、T 辅助细胞及抑制 T 细胞低于正常,而 T 辅助细胞/抑制 T 细胞比率不变,补体成分 3 及总补体测定降低,抗核因子、抗心肌抗体、类风湿因子、抗补体抗体阳性率高于正常人。

2.病毒学检查

由于多数心肌炎是免疫变态反应所致,待临床出现心脏症状时,咽拭子或粪便中已分离不到病毒,即使分离到病毒也难以确定是心肌炎病毒,故咽拭子及肛拭子病毒分离临床意义不大,目前应用较为广泛的是通过双份血清中特异性病毒抗体测定,以证实病毒性心肌炎,临床上常用的有以下几种。①病毒中和抗体测定:取急性期病初血清与相距 2~4 周后的第 2 次血清,测定同型病毒中和抗体效价,若第 2 次血清效价比第 1 次高 4 倍或 1 次≥1∶640,则可作为阳性标准;②病毒特异性 IgM:以≥1∶320 者为阳性,支持近期被该种病毒感染。

3.心电图

心电图对本病诊断敏感性高,但特异性低,以室性期前收缩为最常见,其次为一度房室传导阻滞,有时伴有束支传导阻滞,多表明病变广泛,多数传导阻滞为暂时性,经 1~3 周后消失,亦可随瘢痕形成而造成持久的心律失常。

4.胸部 X 线

病情重者可有心影增大、搏动减弱,其扩大程度与心肌损害程度一致;有时可见心包积液。严重病例因左心功能不全有肺淤血或肺水肿征象。

5.超声心动图

病情重者可有左心室增大、室壁运动减低、心脏收缩功能异常、心室充盈异常等。

6.放射性核素心肌显像

放射性核素心肌显像属无创性检查,可显示心肌细胞坏死区的部位和范围,对了解病毒性心肌炎是局灶性还是弥漫性心肌坏死有一定价值,但其敏感性高,特异性低。

7.心内膜心肌活检

心内膜心肌活检为有创检查,且有一定危险性,临床上实际应用价值不大。主要用于病情危重、治疗反应差、病因不明的患者。

（三）诊断标准

根据发病前有肠道感染或呼吸道感染病史、心脏损害的临床表现、心肌损伤标志物阳性和其他辅助检查显示心肌损伤、病原学检查阳性等,临床诊断为病毒性心肌炎。确诊有赖于心内膜心肌活检。轻度心肌炎的临床表现较少,故病理诊断远比临床发病率为高。近年来,随着检测技术的提高,其发病率呈逐年增高趋势。

三、治疗

（一）一般治疗

本病一经确诊,应立即卧床休息。卧床休息应该持续到症状消失,心电图恢复正常;重症心肌炎患者应严格卧床休息至体温正常,心电图及胸部 X 线变化恢复正常或心脏不再缩小,心功能不全症状消失后,再逐步起床活动,一般需 3 个月左右。同时应要求为患者补充易消化且富含维生素和蛋白质的饮食。

（二）抗病毒治疗

目前各种抗病毒药物的疗效均不够满意,主要用于疾病的早期。一般而言,若属流行性感冒病毒所致心肌炎者可用吗啉胍、金刚烷胺,疱疹病毒性心肌炎可用阿糖胞苷、利巴韦林,根据病情连用数天至 1 周,必要时可静脉滴注。此外,中草药如板蓝根、苦参、连翘、大青叶、虎杖等也具有抗病毒作用;牛磺酸具有抑制病毒复制作用,抑制病毒感染心肌细胞引起的钙电流增加,对心肌具有保护作用。抗生素虽无杀灭病毒作用,多主张使用广谱抗生素以防止继发性细菌感染,尤其是在流行性感冒、柯萨奇及腮腺炎病毒的感染时使用。

（三）调节细胞免疫功能药物

常用药物包括人白细胞干扰素、基因工程干扰素、聚肌胞、聚腺尿苷酸、简化胸腺素、免疫核糖核酸,转移因子可适当应用。黄芪有抗病毒及调节免疫功能,可口服,肌内注射或静脉给药,4 周为 1 个疗程,可连用数个疗程。

（四）改善心肌细胞营养与代谢治疗

营养心肌药物包括静脉或口服维生素 C、维生素 B、辅酶 A、细胞色素 C、三磷腺苷或三磷酸胞苷、辅酶 Q10、1,6-二磷酸果糖,可适当搭配或联合应用 2～

3 种即可,10~14 天为 1 个疗程;此外,极化液疗法、大剂量维生素 C 或丹参酮注射液静脉滴注,连用 2 周也有一定疗效。

(五)激素与丙种球蛋白治疗

非危急症者,在最初 2 周内不用激素。但对在短期内有心脏急剧增大、高热不退、急性心力衰竭、休克或高度房室传导阻滞的重症病毒性心肌炎患者,可用地塞米松 10~30 mg/d,分次静脉注射,连用 3~7 天,待病情改善后改口服,并迅速减量至停,一般疗程不宜超过 2 周,若用药 1 周仍无效,则停用。对于慢性迁延不愈的病毒性心肌炎,自身免疫反应可能是发病的主要环节,可用泼尼松 5~10 mg,每天 3~4 次,待病情改善后减量维持,维持量需用 6 个月至 1 年,以免因早期撤药而复发。大剂量丙种球蛋白可直接提供针对病毒的中和抗体,阻断单核-巨噬细胞系统,对本病有效。

(六)对症治疗

供氧十分重要,应注意水、电解质平衡,必要时用利尿药;有心力衰竭者应给予低盐饮食,视病情选用静脉注射或口服洋地黄类制剂,用量应为常规负荷量的 1/2~2/3,严重心力衰竭或休克可并用酚妥拉明、多巴胺或硝普钠等血管活性药物,对于顽固性心力衰竭也可应用非洋地黄类正性肌力药物,如多巴酚丁胺、米力农等。

第四节　原发性高血压

小儿高血压是指血压超过同年龄、同性别组儿童血压平均值的 2 个标准差,其中 80% 以上由某些疾病所致,称为继发性高血压;病因未明者称为原发性高血压,较少见,多见于较大的儿童。

一、病因

成人高血压的起病可始于儿童时期,肥胖者高血压的发病率明显高于体重正常者,往往在青春期就出现高血压倾向,其可能机制为肾上腺皮质功能亢进、水钠潴留以及肾素-血管紧张素系统功能亢进、小动脉收缩。此外,肥胖者摄入较多的盐和高脂肪、高胆固醇的食品,可造成动脉硬化、血压增高。

二、病理生理

高血压的基本病理生理改变为全身小动脉痉挛,周围血管阻力增高,同时导致各个脏器缺血,其中以肾脏、心脏和脑所受的影响最为重要。肾脏缺血可刺激肾素-血管紧张素-醛固酮系统的活性,从而加重小动脉痉挛,使血压持续增高,同时也更加重了肾缺血,使高血压进行性加重。肾小动脉硬化最终可逐渐发展为肾功能不全,致使水钠潴留、血容量增加、左心室前负荷加重。冠状动脉痉挛和硬化导致心脏缺氧,高血压早期即可表现为左心室顺应性减退,左心室舒张功能障碍,左心房压力增高、扩大;另一方面,高血压增加了左心室的后负荷,引起左心室肥厚;这些因素最后引发持续的左心衰竭,肺静脉回流障碍,继而逐渐引起肺动脉高压,逐渐导致右心衰竭。

三、临床表现

初期大多无自觉症状,部分患儿有头疼、恶心或食欲缺乏等。随着病情不断进展,脑、眼底、肾脏和心脏等器官的小动脉出现明显病变,可出现眩晕、视力障碍、惊厥、偏瘫、失语、胸闷和活动量减少等。晚期则可发生心、肾衰竭。如果血压持续增高,可合并视网膜渗出、出血,或视盘水肿、面神经瘫痪和复视等;如果血压突然增高,可使病情急骤恶化,发生高血压危象,表现急剧进展的心、肾衰竭或出现脑症状。

四、辅助检查

目的在于排除继发性高血压,明确是否存在心、脑、肾、眼底等靶器官损害及损害程度。

(一)动态血压监测

观察异常的血压昼夜节律变化,判断高血压的严重程度和持续性。

(二)血液检查

空腹血糖、总胆固醇、甘油三酯、高密度脂蛋白、低密度脂蛋白、尿酸、电解质、肾功能、全血细胞计数、甲状腺功能等。

(三)小便常规检查

血尿、蛋白尿及管型尿等对发现肾性高血压及高血压病肾损害有价值。

(四)心电图、胸片、超声心动图检查

心电图可发现左心室肥厚、心肌缺血、传导阻滞或心律失常;胸片可了解心脏轮廓、大动脉及肺循环情况;超声心动图可了解心脏及主动脉弓病变。

(五)眼底检查

眼底检查可发现眼底的血管病变和视网膜病变,并估计高血压的严重程度。

五、诊断

原发性高血压的诊断需在确定高血压的前提下，排除继发性高血压后方能作出诊断。一般而言，学龄前儿童血压＞16.0/10.7 kPa，学龄儿童血压＞17.3/12.0 kPa，即可诊断为高血压。但百分位法是目前国内外采用最多的用于诊断儿童高血压的方法，一般认为3次或3次以上平均收缩压和（或）舒张压大于等于同性别、年龄和身高儿童血压的第95百分位可诊断为高血压。

六、治疗

(一)非药物治疗

非药物治疗可作为初步治疗，如控制饮食、限制钠盐摄入、加强体格锻炼、减轻体重；如为急性高血压，还需限制水的摄入量。

(二)药物治疗

1.常用药物

常用药物包括：①血管紧张素转换酶抑制剂，如依那普利。②钙通道阻滞剂，如硝苯地平、氨氯地平。③利尿剂，如呋塞米、氢氯噻嗪和螺内酯等。④β受体阻滞剂，如普萘洛尔、美托洛尔等。⑤α受体阻滞剂，如哌唑嗪。⑥中枢α受体激动剂，如甲基多巴、可乐定。⑦血管扩张剂，如肼屈嗪、米诺地尔、二氮嗪、硝普钠、利血平等。

2.一般病例的治疗

对于没有明显临床症状的高血压患儿，可根据血压的轻重选择药物。药物治疗的原则为先用一种药物，从小剂量开始，逐渐加量，达最大剂量而效果不明显或治疗中出现不良反应时需考虑更换其他药物。

3.高血压危象的治疗

出现高血压危象时应予以紧急处理。治疗原则是尽快将血压降低到安全水平，防止后遗症的发生，但必须注意避免血压下降过快、甚至低于正常水平。可选用硝普钠、二氮嗪或利血平。

此外，有急性或慢性肾衰竭者应注意保持水、电解质平衡，必要时行透析疗法；高血压脑病者予以镇静和降低颅内压；有心力衰竭者使用洋地黄、利尿剂和扩血管药物。

第六章

儿科消化系统疾病

第一节 慢性胃炎

慢性胃炎为各种有害因子长期或反复作用于胃黏膜而引起的慢性炎症。可能的病因有幽门螺杆菌感染、胆汁反流、长期不良的饮食习惯、反复服用对胃黏膜有刺激的药物、精神紧张或压力、遗传因素及某些慢性病影响等。根据病理改变分为慢性浅表性胃炎和慢性萎缩性胃炎,儿童以前者为多(占 95％以上),而萎缩性胃炎很少见。

慢性胃炎是儿童时期常见的上消化道器质性疾病,也是反复腹痛的常见原因之一。因症状和体征缺乏特异性,单凭临床诊断较困难,主要依靠胃镜及病理学检查;因幽门螺杆菌感染是常见原因,故应常规做幽门螺杆菌感染的检查,以便确定是否给予幽门螺杆菌根除治疗。

一、病史要点

(1)询问患儿腹痛的病程、发作时间、有无发作间歇、发作诱因;记录腹痛与饮食的关系;记录腹痛的部位、性质。

(2)询问患儿有无恶心、呕吐、食欲缺乏、反酸、嗳气、上腹饱胀。

(3)询问患儿排便频率、大便性状,有无腹痛发作即感便意,排便后即腹痛缓解。

(4)有无黑便、呕血。

(5)了解有无胃病家族史和幽门螺杆菌感染者,有无长期服用非甾体抗炎药、糖皮质激素史,有无饮食不良习惯。

二、体检要点

(1)检查腹部有无固定的压痛部位、包块、腹水征等。

(2)评估患儿生长发育状况、有无贫血。

三、辅助检查

(一)胃镜检查

胃镜检查为首选检查方法,能直接观察胃黏膜病变,并可取病变部位组织进行组织学检查及幽门螺杆菌检测。内镜下表现为充血、水肿、糜烂、新鲜或陈旧性出血、黏液斑或(和)胆汁反流。患幽门螺杆菌相关胃炎时,还可见胃窦黏膜微小结节形成。

(二)钡餐检查

钡餐检查为非创伤性检查,但病变检出率不高、准确性差,可作为胃镜的补充检查手段。可见胃窦部激惹征,黏膜纹理增粗、迂回或锯齿状,幽门前区半收缩状态等。

(三)病理学检查

胃镜下钳取胃黏膜做病理学检查,可明确有无炎症、区分急性与慢性、炎症是否活动、炎症分度(轻、中、重)。

(四)幽门螺杆菌感染的检查

幽门螺杆菌感染是儿童慢性胃炎常见原因,因此,慢性胃炎患儿均应做幽门螺杆菌感染的检查。检查方法包括:①细菌培养;②组织切片染色法,以查找幽门螺杆菌;③快速尿素酶试验,初筛试验,简单、快速,为临床运用最多的方法;④^{13}C尿素呼气试验为非创伤性检查,最适宜于治疗后的随访;⑤血清幽门螺杆菌抗体,阳性提示既往感染,主要用于流行病学调查。

四、诊断及鉴别诊断

(一)诊断要点

(1)有下列表现或病史者应考虑诊断慢性胃炎:①反复腹痛,尤其是伴中上腹压痛者;②消化不良症状,如反酸、嗳气、上腹饱胀、食欲缺乏;③不明原因消瘦、贫血而大便隐血阳性;④有胃病家族史、长期不良饮食习惯或长期服用非甾体抗炎药、糖皮质激素者。

(2)辅助检查:胃镜和病理学检查,并同时做幽门螺杆菌感染的检测。

(二)鉴别诊断

应与可引起反复腹痛的其他器质性和功能性疾病相鉴别,如肠蛔虫症、肠痉挛、偏头痛、肠易激综合征、功能性消化不良等。

五、治疗

(一)去除病因

积极治疗原发病。

(1)幽门螺杆菌感染者:幽门螺杆菌相关性胃炎需给予幽门螺杆菌根除治疗。其方案包括:①奥美拉唑+阿莫西林+克拉霉素,疗程为2周;②奥美拉唑+克拉霉素+甲硝唑,疗程为2周;③枸橼酸铋钾+阿莫西林+克拉霉素,疗程为4周;④枸橼酸铋钾+阿莫西林+甲硝唑,疗程为4周。其中以第一个方案的幽门螺杆菌根除率最高,可达90%以上。

相关药物剂量及用法:奥美拉唑0.7～1 mg/(kg·d),清晨顿服;枸橼酸铋钾6～8 mg/(kg·d),分3次使用;阿莫西林20～30 mg/(kg·d),分3次使用;克拉霉素15～20 mg/(kg·d),分3次使用;甲硝唑20～30 mg/(kg·d),分3次使用。

(2)慢性胃炎伴胆汁反流者:给予促进胃排空的药物,多潘立酮每次0.2～0.3 mg/kg,每天3次(餐前15～30分钟口服),疗程为2～4周。

(3)停用对胃黏膜有刺激的药物:如非甾体抗炎药、糖皮质激素等。

(4)创造良好的生活环境,避免长时间的精神压力。

(二)饮食疗法

(1)养成良好饮食习惯。

(2)避免进食生冷及刺激性食物,少量多餐。

(三)药物治疗

1.制酸剂或抗酸剂

(1)H_2受体拮抗剂:西咪替丁10～15 mg/(kg·d),每12小时1次,疗程为2～4周;雷尼替丁3～5 mg/(kg·d),每12小时1次(早晚),疗程为2～4周。

(2)质子泵抑制剂:奥美拉唑0.7～1 mg/(kg·d),清晨顿服,疗程为2周。

(3)抗酸剂:碳酸钙口服液、氢氧化铝、氢氧化镁等。碳酸钙口服液,2～5岁者为每次5 mL,>5岁为每次10 mL,每天3次,餐后1小时服用。

2.胃黏膜保护剂

(1)枸橼酸铋钾:6～8 mg/(kg·d),分3次使用,疗程为4周。

(2)硫糖铝:10～25 mg/(kg·d),分4次使用,疗程为4周。

六、预防

(1)养成良好饮食习惯:进食规律,不要暴饮暴食,少食对胃有刺激的食物,多食富含纤维素的食物。

(2)家中有幽门螺杆菌感染者,主张分餐进食,以避免交叉感染。

(3)因故需要长期服用非甾体抗炎药或糖皮质激素时,必要时,可同时每晚口服雷尼替丁1次。

第二节 消化性溃疡

消化性溃疡是消化道黏膜及其深层组织因消化性损伤而形成的病理性缺损。胃酸和胃蛋白酶是消化性溃疡形成的基本因素,因此,理论上凡能接触胃酸的部位均可发生此病,如食管、胃、十二指肠、吻合口、异位胃黏膜部位,但绝大多数发生在胃和十二指肠,即胃溃疡和十二指肠溃疡。随着儿童胃镜的开展,发现消化性溃疡并非儿童少见病,仅次于胃炎,为第二位的上消化道器质性疾病,是儿童反复腹痛和上消化道出血的常见原因,占儿童胃镜检出病变的10%~20%。

一、分类

溃疡病的分类:①按部位分为胃溃疡和十二指肠溃疡;②按病因分为原发性溃疡和继发性溃疡;③按病程分为急性溃疡和慢性溃疡。

二、临床表现

由于溃疡在各年龄阶段的好发部位、类型和演变过程不同,临床症状和体征也有所不同,年龄愈小,症状愈不典型,不同年龄患者的临床表现有各自的特点。

(一)新生儿期

继发性溃疡多见,常见原发病包括早产、出生窒息等缺血缺氧、败血症、低血糖、呼吸窘迫综合征和中枢神经系统疾病等,常表现为急性起病、呕血、黑便,生后2~3天亦可发生原发性溃疡。

(二)婴儿期

继发性溃疡多见,发病急,首发症状可为消化道出血和穿孔。原发性以胃溃疡多见,表现为食欲缺乏、呕吐、进食后啼哭、腹胀、生长发育迟缓,也可表现为呕血、黑便。

(三)幼儿期

胃和十二指肠溃疡发病率相等,常见进食后呕吐,间歇发作脐周及上腹部疼痛,烧灼感少见,夜间及清晨痛醒,可发生呕血、黑便甚至穿孔。

(四)学龄前及学龄期

原发性十二指肠溃疡多见,主要表现为反复发作脐周及上腹部胀痛、烧灼感,饥饿时或夜间多发。严重者可出现呕血、便血、贫血,并发穿孔时疼痛剧烈并放射至背部或左右上腹部,也有仅表现为贫血,少数患儿表现为无痛性黑便、晕厥,甚至休克。

三、病史要点

(1)询问患儿腹痛的病程、发作时间、有无发作间歇、发作诱因;记录腹痛与饮食的关系;记录腹痛的部位、性质,有无放射痛和夜间痛醒。

(2)询问患儿有无恶心、呕吐、呕吐物,有无食欲缺乏、反酸、嗳气、上腹饱胀。

(3)询问患儿排便频率、大便性状,有无黑便或暗红色便、呕血。

(4)近期或现在有无严重的基础疾病。

(5)了解患儿有无胃病家族史和幽门螺杆菌感染者,有无服药史,尤其是服用感冒药、非甾体抗炎药、糖皮质激素史,有无饮食不良习惯。

四、并发症

主要并发出血、穿孔和幽门梗阻,常可伴发缺铁性贫血。消化道出血可以是小儿消化性溃疡的首发症状,重症可出现失血性休克。如溃疡穿孔至腹腔或邻近器官,可出现腹膜炎、胰腺炎等;如炎症和水肿较广泛,可出现急、慢性梗阻。

五、辅助检查

(一)胃镜检查

胃镜检查是首选方法,为确诊的依据。

(二)消化道钡餐造影

由于儿童的溃疡病变较浅,钡剂征象不如成人典型,所以只是作为补充检查手段。①直接征象:龛影(充盈缺损);②间接征象:局部变形,胃大弯痉挛切迹,幽门梗阻,十二指肠球部变形、激惹、痉挛。

(三)幽门螺杆菌的检测

由于消化性溃疡的发生与幽门螺杆菌感染密切相关,所以要常规做幽门螺杆菌检测。参见慢性胃炎一节。

六、诊断及鉴别诊断

(一)诊断要点

1.病史

有下列表现者提示溃疡病可能。①继发性溃疡:有严重基础疾病的儿童,尤其是新生儿和小婴儿,或者在应用非甾体类药物或糖皮质激素后,出现上消化道出血或穿孔表现。②原发性溃疡:剑突下烧灼痛或饥饿痛,进食后缓解;反复腹痛而无寄生虫感染者;与进食有关的反复呕吐;有小细胞低色素贫血、大便隐血阳性者;原因不明的呕血、黑便或者穿孔;有上述表现且有消化性溃疡家族史者。

2.检查

首选胃镜检查,常规做幽门螺杆菌检测。

(二)鉴别诊断

主要需与其他可引起反复腹痛、上消化道出血、反复呕吐的疾病相鉴别。

七、治疗

治疗目的为缓解症状、促进溃疡愈合、预防复发、防治并发症。治疗难点是溃疡病的复发。

(一)一般治疗

养成良好的饮食习惯,停止一切刺激性的食物及药物,少吃多餐,食用易消化食物;避免长时间的紧张,减轻压力;继发性溃疡者应积极治疗原发病。

(二)药物治疗

1.制酸剂或抗酸剂

(1)H₂受体拮抗剂:药物包括雷尼替丁、西咪替丁等,这类药物儿童使用安全,不良反应发生率低,可能的不良反应有头疼、嗜睡、疲劳、肌痛、腹泻或便秘。雷尼替丁8岁以下儿童慎用。

(2)质子泵抑制剂:奥美拉唑。

2.胃黏膜保护剂

枸橼酸铋钾、硫糖铝。注意:枸橼酸铋钾不能长期大剂量使用,因可导致不可逆的神经系统损害及肾功能损害。服药期间最好监测血铋的浓度,安全的浓度为 $100 \mu g/mL$。

3.抗幽门螺杆菌治疗

适应证:凡是伴幽门螺杆菌感染的消化性溃疡,无论是初发还是复发,均需进行幽门螺杆菌根除治疗。方案参见慢性胃炎一节。

4.药物治疗策略

消化性溃疡:①初治病例,制酸剂＋胃黏膜保护剂,疗程为 $4\sim8$ 周。伴幽门螺杆菌检查阳性者,同时给予幽门螺杆菌根除治疗。②复发病例,按上述方案治疗结束后,继续使用制酸剂维持治疗 $1\sim2$ 年。

(三)手术治疗

指征:①上消化道出血,内科治疗无效;②急性胃穿孔;③器质性幽门狭窄;④难治性溃疡。

第三节　急性胆囊炎

急性胆囊炎是由于胆囊管阻塞和细菌侵袭而引起胆囊发生的急性化学性和(或)细菌性炎症,好发年龄为 $8\sim12$ 岁。可与胆石症合并存在。发病急骤,主要表现为右上腹剧痛或绞痛,常伴有呕吐、发热、寒战。

一、病因

急性胆囊炎的主要病因是胆汁滞留和细菌感染。急性胆囊炎的危险因素有蛔虫、肥胖、胆石症等。短期服用纤维素类、噻嗪类、第三代头孢菌素类、红霉素、氨苄西林等药物,长期应用奥曲肽、激素替代治疗均可能诱发急性胆囊炎。

(一)胆囊管梗阻

胆囊管常因结石、寄生虫、先天性狭窄、先天性胆总管畸形而形成梗阻。梗阻导致大量胆汁淤积于胆囊内,部分水分被囊壁吸收,胆汁浓缩,胆盐浓度增加,刺激胆囊黏膜,引起胆囊的化学性炎症;同时磷脂酶作用于胆汁内的卵磷脂,产生溶血卵磷脂,产生化学性炎症。急性胆囊炎有结石性和非结石性之分。儿童结石性胆囊炎少见,但有上升趋势。非结石性胆囊炎的病因尚不清楚,如胆囊管过长、扭曲,管腔被蛔虫、黏液、胆囊带蒂息肉等阻塞,或胆道系统功能失调,胆囊管痉挛或梗阻均可能导致胆囊炎。

(二)细菌感染

细菌感染是儿童急性胆囊炎的重要病因,致病菌多为肠源性细菌。革兰阴性细菌约占 2/3,为大肠埃希菌、铜绿假单胞菌、肺炎克雷伯菌;其次为革兰阳性细菌,多为粪肠球菌、屎肠球菌、表皮葡萄球菌。部分患儿可合并厌氧菌感染的混合感染。胆汁淤积利于细菌繁殖。细菌侵入途径主要包括:①由十二指肠经胆总管上行侵入,最常见的有蛔虫钻入胆管,携带细菌进入;②经门静脉血侵入肝和胆囊,见于危重症时肠道菌群移位;③经淋巴管侵入肝及胆囊;④经动脉血侵入胆囊动脉至胆囊,少见。

(三)其他

胰液反流、胆汁成分改变、胆囊供血不足、创伤、精神因素等均可影响胆囊功能。急性胆囊炎发病与胆汁淤滞密切相关。严重创伤、烧伤、长期静脉营养等易发生胆汁淤积,诱发急性胆囊炎。免疫抑制的患儿可发生机会性微生物感染导致急性胆囊炎。

二、病理变化

初始胆囊黏膜充血、水肿,继而波及胆囊壁各层,囊壁增厚,纤维蛋白渗出。严重感染时,囊壁有化脓灶。胆囊管或胆总管口括约肌痉挛,胆囊或胆总管膨胀,可发生局限性缺血和坏疽而引起穿孔、胆汁性腹膜炎。

三、临床表现

急性胆囊炎起病多与饱食、吃油腻食物、劳累及精神因素等有关,常突然发病。

(1)腹痛:起病急,主要表现为上腹痛,初为阵发性疼痛,后呈持续性胀痛,右上腹明显;出现胆囊管梗阻,呈阵发性绞痛。大龄儿童可述疼痛向右肩背部放射。患儿呈急性病容,腹式呼吸减弱,右上腹明显压痛,墨菲征阳性,有时可触及肿大的胆囊伴有触痛。合并腹膜炎可出现右上腹腹肌紧张或全腹压痛和腹肌紧张。个别重症患儿以脓毒性休克起病,治疗后出现腹胀、全腹压痛和肌紧张等腹膜炎体征。

(2)大多数患儿伴有恶心、呕吐,多由结石或蛔虫阻塞胆囊管或胆总管扩张所致。恶心呕吐严重者可引起水电解质紊乱。

（3）常伴有高热、寒战，其程度与炎症严重程度有关。轻型病例常有畏寒和低热；重型病例则可有寒战和高热，体温可达 39 ℃以上，并可出现谵妄，甚至休克、昏迷。

（4）少数患儿出现黄疸，系炎症和水肿、膨胀的胆囊直接压迫胆管或并发胆管炎、胰腺炎所致。

四、检查

（一）血常规

血常规显示白细胞总数和中性粒细胞计数增高，C 反应蛋白升高（≥30 mg/L）。应进行胆汁和血液培养。一般血清胆红素无明显变化，或轻度升高；肝酶轻度升高；可有血清淀粉酶轻微升高。

（二）影像学检查

B超可见胆囊明显增大，胆囊壁水肿增厚呈"双边征"，胆囊腔内有絮状物或胆泥样沉积，胆囊颈部结石嵌顿，胆囊周围积液，B超检查的墨菲征阳性具有诊断意义。CT 显示胆囊周围液体聚集、胆囊增大、胆囊壁增厚。磁共振检查可见胆囊增大、胆囊壁增厚、胆囊周围脂肪组织出现条索状高信号。放射性核素检查对诊断急性胆囊炎的敏感性为 100%，特异性为 95%，具有诊断价值，儿童应用较少。

五、诊断

一般根据上腹或右上腹疼痛及右上腹压痛的病史及体征，结合发热、C 反应蛋白升高、白细胞增多，以及影像学检查发现胆囊增大、胆囊壁增厚、胆囊颈部结石嵌顿、胆囊周围积液等表现，即可诊断。

六、并发症

急性胆囊炎的并发症主要有胆囊穿孔、胆汁性腹膜炎、胆囊周围脓肿、急性胰腺炎、胆囊十二指肠瘘或胆囊结肠瘘等。急性胆囊炎患儿一旦出现并发症，往往提示预后不佳。

七、鉴别诊断

应与引起腹痛（特别是右上腹痛）的疾病进行鉴别，主要有急性胰腺炎、右下肺炎、急性膈胸膜炎、胸腹部带状疱疹早期、急性阑尾炎等。

八、治疗

(一)非手术治疗

主要措施有解痉、止痛、利胆、抗感染治疗和维持体液平衡。①抗菌药物治疗:轻度急性胆囊炎常为单一的肠道致病菌感染,应使用单一抗菌药物,首选第一代或二代头孢菌素;中重度急性胆囊炎可使用含 β-内酰胺酶抑制剂的复合制剂、第三代及四代头孢菌素。应根据药敏试验结果选择合适的抗菌药物进行目标治疗。②解痉止痛:阿托品每次 0.01 mg/kg,最大不超过 0.4 mg。止痛治疗可适当使用非甾体抗炎药,可逆转胆囊炎症和胆囊收缩功能的失调。急性胆囊炎抗菌治疗 3~5 天后,如果急性感染症状、体征消失,体温和白细胞计数正常可以考虑停药。若出现体温持续不降、腹痛加重或患儿一般情况不改善或恶化,应立即手术治疗。

(二)手术治疗

1.适应证

适应证包括:①化脓性坏疽性胆囊炎;②单纯性胆囊炎经非手术治疗病情恶化者;③有并发症出现;④急性腹膜炎,高度怀疑胆囊病变,经非手术治疗无好转者。

2.手术方式

手术方式可根据患儿一般情况及局部情况决定。

(1)腹腔镜胆囊切除术:主要适用于合并有胆囊结石的单纯性胆囊炎或反复发作的非结石性单纯性胆囊炎。该方式患儿痛苦小,恢复快。

(2)B超引导下经皮穿刺胆囊置管引流术:主要适用于化脓性坏疽性胆囊炎、病变局限并且患儿一般情况较差时。引流通畅后,病情会很快得到改善。对婴幼儿,应在全身麻醉下进行。

(3)胆囊切除术:胆囊周围的水肿和粘连,手术中应仔细操作。当胆囊切除难以进行,应及时改行简单有效的胆囊造瘘术。胆囊穿孔合并有胆汁性腹膜炎者应行胆囊造瘘和腹腔引流术。伴有胆总管梗阻炎症或穿孔时则需行胆总管引流,同时行腹腔引流。

第四节 急性胰腺炎

急性胰腺炎是由于胰液消化酶在胰腺内被激活而引起胰腺自身消化,是一种以化学性炎症为主的疾病,在儿童时期较少见。临床表现为上腹部的剧痛、呕吐以及血清淀粉酶增高。

一、病因

小儿急性胰腺炎发病因素较多,与成人不同,成人最常见病因以胆道疾病以及饮食因素为主。

(一)感染

引起儿童胰腺炎最常见的原因为各种感染,往往继发于身体其他部位的细菌或病毒感染。如流行性腮腺炎病毒、风疹病毒、EB病毒、人类免疫缺陷病毒等病毒感染,以及伤寒沙门菌、大肠埃希菌及各种败血症均可引起急性胰腺炎。在儿童,还需注意的是寄生虫感染如胆道蛔虫也可引起。

(二)先天发育畸形

上消化道疾患或胆胰交界部位畸形,胆汁反流入胰腺,引起胰腺炎。

(三)药物诱发

肾上腺皮质激素的大量应用,免疫抑制剂、吗啡以及在治疗急性淋巴细胞白血病时应用门冬酰胺酶均可引起急性胰腺炎。

(四)手术及外伤

腹部外伤是儿童胰腺炎的常见病因,儿童胃、胆道及脾相关手术后亦有发生急性胰腺炎的可能。

(五)全身性系统性疾病

急性胰腺炎可并发于全身性系统性疾病,如系统性红斑狼疮、过敏性紫癜、甲状旁腺功能亢进、尿毒症等,过度饥饿后重新进食亦可导致胰腺炎的发生。

二、病理

急性胰腺炎按病理变化分为两型。

(一)水肿型胰腺炎

胰腺部分或全部充血水肿、体积增大，血液及尿中淀粉酶增高，临床以此型多见，占 85%～95%。

(二)出血坏死性胰腺炎

胰腺出血坏死，大量胰液流到腹腔引起弥漫性腹膜炎。作用于脂肪组织，造成广泛脂肪坏死，脂肪分解为甘油和脂肪酸。脂肪酸摄取血中钙质形成灰白色钙化灶，并导致血钙显著降低而出现手足抽搐。部分严重病例胰岛大量破坏，可影响糖代谢。

三、临床表现

(一)水肿型胰腺炎

主要症状为上腹部疼痛，多数患儿腹痛为首发症状，常突然起病，逐渐加重至持续性剧痛。多位于中上腹，性质为钝痛、钻痛或刀割样疼痛，可向腰背部放射。进食后腹痛加重，前倾坐位或屈膝侧卧位可部分减轻疼痛。多呈持续性，并常伴恶心、呕吐。呕吐物为食物与胃十二指肠分泌液。较重者伴有腹胀，上腹压痛为腹部唯一体征，部分患儿伴局部肌紧张。

(二)出血坏死型胰腺炎

全身症状危重，患儿开始烦躁不安，继之出现低血压、休克、呼吸困难、少尿或无尿，自觉腹痛剧烈，与腹痛体征不一致，延续时间较长。如渗液流入腹腔，则出现急性腹膜炎体征，腹水往往呈血性或紫褐色，淀粉酶含量高。如透过腹膜后进入皮下组织，可分解皮下脂肪，引起毛细血管出血，使局部皮肤出现青紫块，在脐部表现为卡伦征，腰背部表现为格雷-特纳征。

四、并发症

早期可并发水、电解质紊乱，低钙血症和手足抽搐期可并发胰腺脓肿、假性囊肿形成，亦可遗留慢性胰腺炎及糖尿病。

五、辅助检查

(一)血尿淀粉酶测定

急性胰腺炎时血清淀粉酶升高，早期达正常的 3 倍以上。血淀粉酶在发病后 2～6 小时开始升高，12～24 小时达高峰，轻型 24～72 小时可恢复正常，一般不超过 3～5 天。如持续增高超过 1 周，常提示存在胰管阻塞或胰腺假性囊肿形成。为区分唾液腺疾病所导致的淀粉酶增高，可检测同工酶、胰腺淀粉酶、唾液腺淀粉酶。尿淀粉酶升高较慢，一般于 12～24 小时开始升高，但可持续达 1～2 周。

需注意的是，肝胆疾病、肾脏疾病等均可使血淀粉酶轻度升高，尿淀粉酶则受肾功能和尿浓度影响，可测定尿淀粉酶/肌酐清除率比值＝尿淀粉酶/血清淀粉酶×血肌酐/尿肌酐×100％，正常比值为 1％～4％，＞6％提示为急性胰腺炎。

(二)血清脂肪酶及电解质测定

血清脂肪酶在发病 24 小时后开始升高，持续时间较长，可作为晚期患儿的诊断方法。急性胰腺炎患儿常发生低血钙，如血钙＜1.87 mmol/L 可致手足抽搐。

(三)超声影像学检查

水肿型急性胰腺炎时可见胰腺轻度弥漫增大，胰腺呈均匀低回声。出血坏死型可见胰腺重度肿大，边缘模糊不清，呈不规则回声和混合回声。假性囊肿时超声可见边界清楚的无回声区。

(四)CT 检查

CT 检查对判断胰腺有否坏死及坏死的范围、大小具有诊断价值。水肿型胰腺炎时 CT 显示胰腺呈弥漫性肿大。出血时局部呈高密度，坏死时可出现低密度区。

(五)磁共振胰胆管成像

磁共振胰胆管成像也可显示 CT 所提示的信息，其对原发或手术创伤等造成的胰胆管解剖异常及胰胆管梗阻等疾病的诊断价值与经内镜逆行胆胰管成像相似。如磁共振胰胆管成像正常，可不必进行经内镜逆行胆胰管成像和胰胆管造影等有创检查。

六、诊断

急性胰腺炎诊断标准如下：①急性腹痛发作伴有上腹部压痛或腹膜刺激征；②血、尿或腹水中淀粉酶增高；③影像学检查或病理检查见到胰腺炎症、坏死、出血改变；④除外其他急腹症。

七、治疗

(一)内科治疗

主要目的在于减少胰液分泌，使胰腺休息。

1.一般治疗

胰腺炎患儿均应禁食,重症者需胃肠减压以减少胰液分泌,并有助于减轻呕吐、腹胀等症状。

2.抑制胃酸分泌

应用西咪替丁、奥美拉唑等减少胃酸分泌,从而减少促胰液素分泌,同时可防止应激性胃黏膜病变的发生。

3.生长抑素

主要有 8 肽的奥曲肽及 14 肽的生长抑素,其主要作用为抑制胰腺外分泌,阻止血小板活化因子引起的毛细血管渗漏以及保护胰腺细胞。其在儿童应用经验不多,0.1 mg 皮下注射,1/8 小时,疗程为 5～6 天。急性水肿型胰腺炎一般无须给予生长抑素。

4.镇痛解痉

阿托品每次 0.01 mg/kg,最大不超过 0.4 mg,必要时可 4～6 小时重复 1 次。吗啡因可导致奥迪括约肌痉挛,为禁忌。

5.控制感染

急性胰腺炎由胆道疾病引起者或坏死胰腺组织有继发感染者,应给予广谱抗生素控制感染,并兼顾抗厌氧菌治疗。

6.连续性血液净化

出血坏死性胰腺炎早期行连续性血液净化可以非选择性清除多种促炎因子,可清除血浆中存在的可溶性炎症介质,并能迅速降低血胰酶水平,减轻胰液对组织器官的直接化学损伤,从而减少对组织器官的损害。

7.营养支持治疗

急性胰腺炎患儿的营养支持对疾病恢复尤为重要。既往认为给予全胃肠外营养,使肠道得到充分休息有利于疾病的恢复。但现有研究认为,长期全胃肠外营养易产生肠道细菌移位,增加胰腺感染概率,而合适的肠内营养能减少急性胰腺炎患儿肠源性感染和多器官功能障碍综合征的发生率。对于何时引入肠内营养最合适、最有益于疾病恢复目前尚无定论,认为在早期腹痛、腹胀明显时应完全禁食,采用全胃肠外营养,待腹痛缓解、病情稳定后应尽早予肠内营养。急性胰腺炎患儿肠内营养的途径包括空肠置管、经胃造口或空肠造口置管以及手术空肠造口置管空肠喂养,其中鼻空肠置管为首选方法,可采用盲插、pH 监测、透视、内镜引导等方法插入,导管均放置于十二指肠悬韧带以下。手术空肠造口置管适用于需要手术治疗的急性胰腺炎患儿。

(二)手术治疗

急性胰腺炎大部分不需要手术治疗,急性重症胰腺炎伴有胰腺坏死、化脓者需手术,以引流清创为主。部分患儿可采用经内镜逆行胆胰管成像手段治疗。

手术适应证如下:①诊断为胰腺炎,经内科治疗,症状及体征进一步恶化,出现并发症者;②胆源性急性胰腺炎患儿处于急性状态,需外科手术解除梗阻;③考虑为出血坏死性胰腺炎,病程呈进行性加重,短时间治疗无缓解;④假性囊肿形成者待病情缓解后可行引流术;⑤不能除外其他急腹症需探查者。

第五节　肠　套　叠

肠套叠是指一部分肠管及其肠系膜套入与其相连的肠腔内,并导致肠内容物通过障碍,主要症状包括腹痛(小儿阵发性哭闹)、呕吐、腹胀、腹部腊肠样包块,粉红色、果酱样或血性大便等。临床上常见的是急性肠套叠,慢性肠套叠一般为继发性。急性肠套叠最多见于婴儿期,以 4~10 个月婴儿多见,2 岁以后随年龄增长发病率逐年减少。肠套叠一年四季均有发病,以春末夏初发病率最高,可能与上呼吸道感染及病毒感染有关。在我国发病率较高,占婴儿肠梗阻的首位。在大多数婴儿中,肠套叠是由回肠通过回盲瓣套入盲肠引起的。由于肠套叠限制了相应肠段的血液供应,如果肠套叠不能及时缓解,就会引起血运障碍甚至发生肠穿孔,同时未经治疗的肠套叠很可能是致命的。

一、病因和发病机制

肠套叠发病原因尚不十分明确,目前可分为原发性和继发性两大类。

(一)原发性(急性)肠套叠

此类肠套叠可能与小儿胃肠功能发育不健全,饮食改变,如添加辅食时间过早、早期添加量过大、肠道感染等多种原因有关。末端回肠淋巴组织增生可导致发病,因小儿回盲部系膜固定不完善,移动度较大,易引起复杂性肠套叠;且该部位血供差,容易较早期发生肠壁缺血坏死。另外,已有研究认为轮状病毒与肠套叠有密切关系,肠道病毒感染后引起肠蠕动不协调及功能紊乱。

(二)继发性(慢性)肠套叠

少部分为继发性肠套叠,多见于 3 岁以上,多有明显的机械因素,如梅克尔憩室、腹型过敏性紫癜所致的肠壁水肿、肿瘤、肠息肉、肠重复畸形等。由于年长儿肠管较粗大，肠套叠时不易造成完全性肠梗阻，且有可能自行松解整复，故症状不典型，病程长，一旦套叠较紧则整复较为困难，也易复发。

二、临床表现

小儿肠套叠分为婴儿肠套叠(1岁以内者)和儿童肠套叠，临床上以前者多见。

(一)婴儿肠套叠

婴儿肠套叠为原发性肠套叠，临床特点如下。

1.阵发性哭吵

阵发性哭吵常见于既往健康肥胖的婴儿，突然出现阵发性有规律的哭闹，持续10～20分钟，伴有手足乱动、面色苍白、拒食、异常痛苦表现，然后有5～10分钟或更长时间的暂时安静，如此反复发作。此种阵发性哭闹与肠蠕动间期相一致，由于肠蠕动将套入肠段向前推进，肠系膜被牵拉，肠套叠鞘部产生强烈收缩而引起的剧烈疼痛，当蠕动波过后，患儿即转为安静。肠套叠晚期合并肠坏死和腹膜炎后，患儿表现萎靡不振，反应低下。

2.呕吐

初为奶汁及乳块或其他食物，以后转为胆汁样物，1～2天后转为带臭味的肠内容物，提示病情严重。

3.腹部包块

在两次哭闹的间歇期检查腹部，可在右上腹肝下触及腊肠样、稍活动并有轻压痛的包块，右下腹一般有空虚感，肿块可沿结肠移动，严重者可在肛门指诊时，在直肠内触到子宫颈样肿物，即为套叠头部。

4.果酱样血便

婴儿肠套叠发生血便者达80％以上，为首要症状就诊，多在发病后6～12小时排出血便，早者在发病后3～4小时即可出现，为稀薄黏液或胶冻样果酱色血便，数小时后可重复排出。

5.肛门指诊

肛门指诊有重要的临床价值，有些来诊较早的患儿，虽无血便排出，但通过肛门指诊可发现直肠内有黏液血便，对诊断肠套叠极有价值。

6.全身状况

依患儿就诊早晚而异，早期除面色苍白、烦躁不安外，营养状况良好。晚期患儿可有脱水、电解质紊乱、精神萎靡不振、嗜睡、反应迟钝。发生肠坏死时,有腹膜炎表现,可出现中毒性休克等症状。

(二)儿童肠套叠

儿童肠套叠的临床症状与婴儿肠套叠相比较,症状不典型。起病较为缓慢,多表现为不完全性肠梗阻,肠坏死发生时间相对比较晚。患儿也有阵发性腹痛,但发作间歇期较婴儿为长,呕吐较少见。据统计,儿童肠套叠发生便血者只有40%左右,而且便血往往在套叠后几天才出现,或者仅在肛门指诊时指套上有少许血迹。儿童较合作时,腹部查体多能触及腊肠型包块。很少有严重脱水及休克表现。

三、检查

(一)腹部超声

腹部超声为常用检查方法,可以通过肠套叠的特征性影像协助临床确定诊断。超声探查腹部时重点在右下腹、回盲部、结肠肝区及脾区。发现有可疑声像时应多个方向探查分辨。肠套叠的声像图表现:横断见环状低回声区包绕高低相间的混合回声区,或呈一致性高回声的圆形中心,即"同心圆"征;纵切声像与横切类似,其套入端呈圆头结构,周围为低回声区,即"套筒"征,近端肠腔扩张。

(二)空气(或钡)灌肠

空气(或钡)灌肠可以在明确诊断的同时进行复通整复。在空气灌肠前先作腹部正侧位全面透视检查,观察肠内充气及分布情况。注气后可见在套叠顶端有致密软组织肿块呈半圆形,向结肠内突出,气体前端形成明显杯口影,有时可见部分气体进入鞘部形成不同程度钳状阴影。钡灌肠时,套入部背端呈杯口状,杯口朝向近侧;少量钡剂进入鞘部呈弹簧状或套环状改变,钡剂不易通过套叠处,随着压力增加而逐渐推进。

四、诊断

当患儿出现阵发性哭闹不安(病变段邻近正常肠管蠕动时腹痛)、呕吐、果酱样血便,腹部检查触到腊肠样包块时,即可确定诊断。但临床有10%～15%的患儿,来院就诊时缺乏急性肠套叠的典型表现,或只有其中1～2个症状,此时应仔细检查腹部是否可触及包块,右下腹是否有空虚感,肛门指诊观察指套上是否有果酱样黏液便,以便进一步确诊。对2岁以下婴幼儿,特别是肥胖儿,突然出现可疑症状,排除嵌顿性斜疝后,尽管未出现血便或因种种原因未触及肿块,仍应高度怀疑肠套叠,必要时做腹部超声等辅助检查,协助诊断。

五、鉴别诊断

肠套叠的误诊率很高,往往误诊为细菌性痢疾、肠炎、急性坏死性肠炎、低钾性肠麻痹、过敏性紫癜等。超声诊断肠套叠应与闭孔疝、肠重复畸形合并肠套叠、单纯性阑尾炎鉴别。

六、治疗

小儿急性肠套叠分非手术疗法和手术疗法两种。

(一)非手术疗法

在非手术疗法中有空气灌肠、钡灌肠和 B 超下水压灌肠复位疗法,其中空气灌肠复位已被长期广泛应用。

1.适应证

肠套叠在 48 小时内,全身情况良好,腹部不胀,无明显脱水及电解质紊乱。

2.禁忌证

(1)病程已超过 48 小时,全身情况差,如有脱水、精神萎靡、高热、休克等症状者,对 3 个月以下婴儿尤应注意。

(2)高度腹胀,腹部腹膜刺激征阳性者且 X 线腹部平片可见多数液平面。

(3)套叠头部已达脾曲,肿物硬而且张力大者。

(4)多次复发疑有器质性病变者。

(5)小肠型肠套叠。

3.灌肠方法

灌肠方法包括:①B 超监视下水压灌肠;②空气灌肠;③钡剂灌肠复位。

4.灌肠复位成功的表现

(1)拔出肛管后排出大量带臭味的黏液血便和黄色粪水。

(2)患儿很快入睡,不再哭闹及呕吐。

(3)腹部平软,触不到原有的包块。

(4)灌肠复位后给予 0.5～1 g 活性炭口服,6～8 小时后有炭末排出,表示复位成功。

5.空气灌肠复位肠套叠

采用自动控制压力的结肠注气机,经肛门插入福莱管,注入气体后即见肠套叠肿块各种影像,逐渐向回盲部退缩,直至完全消失,此时可闻及气过水声,腹部中央突然隆起,可见网状或圆形充气回肠,说明肠套叠已复位。空气灌肠复位率可达95%以上。对于首次灌肠失败且一般情况好的患儿,可进行二次灌肠整复,尽量避免患儿受手术创伤。

6.空气灌肠复位并发症

严重并发症为结肠穿孔,透视下出现腹腔"闪光"现象,即空气突然出现充满整个腹腔,立位见膈下游离气体。拔出肛管无气体自肛门排出。患儿呼吸困难,心跳加快,面色苍白,病情突然恶化。应立即用消毒针在剑突和脐中间刺入排出腹腔内气体。

(二)手术疗法

手术治疗指征:①肠套叠经空气加压灌肠等非手术复位未成功者。②发病超过24～48小时,临床疑有肠坏死者。③复发性肠套叠,尤其发生于儿童者。

手术前应纠正脱水和电解质紊乱,禁食水,胃肠减压,必要时采用退热、吸氧、备血等措施。麻醉多采用全麻气管插管。较小婴儿可采用上腹部横切口,若经过灌肠已知肠套叠达到回盲部,也可采用麦氏切口。开腹后显露肠套叠包块,检查有无肠坏死。如无肠坏死,用压挤法沿结肠框进行肠套叠整复。肠套叠复位后要仔细检查肠管有无坏死,肠壁有无破裂,肠管本身有无器质性病变等,如无上述征象,切除阑尾,将肠管纳入腹腔,按层缝合腹壁。对不能复位及肠坏死的病例,应行坏死肠段切除吻合术。

七、复发性肠套叠

肠套叠复发率为2%～20%,其中约1/3发生于首次发病当天,大多数在6个月内复发。复发者往往没有固定套入部,同一患儿可复发多次,手术复位或行肠切除者较少复发。与首次发病者比较,无手术治疗史的复发性肠套叠,灌肠复位成功率几乎完全相同甚至略高。复发患儿通常就诊较早,症状较轻,仅表现为不适和烦躁。需要注意的是,复发性肠套叠应考虑存在肠道病变可能。

八、术后肠套叠

胸腹部手术术后均有继发肠套叠可能。患儿术后出现肠梗阻表现时,往往首先使人想到绞窄性肠梗阻,因此很少在再次探查术前明确肠套叠诊断。大多数术后肠套叠发生于术后1个月内,平均为10天左右。造影检查有助于诊断,可表现为小肠梗阻。术后肠套叠多为回回型,需手术复位,但无须肠切除。

九、预后

婴幼儿原发性回结型肠套叠如能早期诊断,早期应用灌肠复位均可治愈。如病程超过1~2天尤其是已有严重脱水、中毒或休克等症状,多需手术复位或肠切除,其病死率显著提高,达2‰~5‰。

第七章

儿科内分泌系统疾病

第一节　先天性甲状腺功能减退症

先天性甲状腺功能减退症(简称甲减)是由于先天性甲状腺激素合成不足或其受体缺陷所致的先天性疾病。

一、病因

先天性甲减按病变部位可分为原发性和继发性。

(一)原发性甲减

原发性甲减即甲状腺本身的疾病所致。甲状腺先天性发育异常是最主要的病因,约占90%;其他病因有甲状腺激素合成障碍、甲状腺或靶器官反应低下,前者为甲状腺对垂体促甲状腺激素无反应,后者是因甲状腺激素受体功能缺陷所致,均较罕见。

(二)继发性甲减

继发性甲减(又称中枢性甲减)较为少见,病变部位在下丘脑和垂体,是因垂体分泌促甲状腺激素障碍所致,常见于特发性垂体功能低下或下丘脑、垂体发育缺陷,其中因促甲状腺激素释放激素不足所致者较为多见。

(三)母亲因素

母亲服用抗甲状腺药物或母亲患自身免疫性疾病,存在抗促甲状腺激素受体抗体,均可通过胎盘而影响胎儿,致使胎儿出生时甲状腺激素分泌暂时性缺乏,通常在3个月后甲状腺功能可恢复正常,故亦称为暂时性甲减。

(四)地方性先天性甲减症

多因孕妇饮食缺碘,使胎儿在胚胎期因碘缺乏而导致甲减。

二、诊断

诊断主要依据临床表现和实验室检查。

(一)临床表现

1. 新生儿期症状

患儿常为过期产，出生体重超过正常新生儿，生理性黄疸期延长，一般自出生后即有腹胀、便秘，易被误诊为巨结肠。患儿常处于睡眠状态，对外界反应迟钝，喂养困难，哭声低，声音嘶哑。体温低，末梢循环差，皮肤出现斑纹或有硬肿现象。以上症状和体征均无特异性，极易被误诊为其他疾病。

2. 典型症状

(1)特殊面容和体态：头大、颈短，皮肤苍黄、干燥，毛发稀少，面部黏液性水肿，眼睑水肿，眼距宽，鼻梁宽平，舌大而宽厚、常伸出口外。腹部膨隆，常有脐疝。患儿身材短小，躯干长而四肢短小，上部量/下部量＞1.5。

(2)神经系统：患儿动作发育迟缓，智能发育低下，表情呆板、淡漠，神经反射迟钝。

(3)生理功能低下：精神、食欲差，不善活动，体温低而怕冷，安静少哭，对周围事物反应少，嗜睡，声音低哑。脉搏及呼吸均缓慢，心音低钝，心电图呈低电压、PR间期延长、T波平坦等改变。全身肌张力较低，肠蠕动减慢，腹胀和便秘多见。

3. 地方性甲减

(1)神经性综合征：以共济失调、痉挛性瘫痪、聋哑和智能低下为特征，但身体正常且甲状腺功能正常或仅轻度减低。

(2)黏液水肿性综合征：以显著的生长发育和性发育落后、黏液性水肿、智能低下为特征，血清甲状腺素降低，促甲状腺激素升高。约25%的患儿有甲状腺肿大，这两组症状有时会交叉重叠。

4. 多种垂体激素缺乏症状

促甲状腺激素和促甲状腺激素释放激素分泌不足的患儿常保留部分甲状腺激素分泌功能，因此临床症状较轻，但常有其他垂体激素缺乏的症状如低血糖、小阴茎或尿崩症等。

(二)辅助检查

1. 新生儿筛查

足月新生儿出生72小时后，7天之内，并充分哺乳，足跟采血，滴于专用滤纸片上测定干血滤纸片促甲状腺激素值,促甲状腺激素＞20 mU/L 时,再采集血清标本检测血清腺素和促甲状腺激素以确诊。

2.血清甲状腺激素和促甲状腺激素测定

血清游离甲状腺素浓度不受甲状腺结合球蛋白水平影响。若促甲状腺激素增高、血清游离甲状腺素降低者,诊断为先天性甲减。

3.骨龄测定

多数患儿骨龄延迟。

4.甲状腺 B 超

甲状腺 B 超可评估甲状腺发育情况,但对异位甲状腺判断不如放射性核素显像敏感,甲状腺肿大常提示甲状腺激素合成障碍或缺碘。

5.放射性核素检查

采用静脉注射^{99m}Tc 后,以单光子发射计算机体层摄影术检查患儿甲状腺有无异位、结节及其发育情况等。

(三)诊断标准

根据典型的临床症状和体征,若促甲状腺激素增高、血清游离甲状腺素降低者,诊断为先天性甲减;若促甲状腺激素正常或降低、血清游离甲状腺素降低,诊断为继发性或者中枢性甲减;若促甲状腺激素增高、血清游离甲状腺素正常,可诊断为高促甲状腺激素血症。高促甲状腺激素血症的临床转归可能为促甲状腺激素恢复正常、高促甲状腺激素血症持续以及促甲状腺激素进一步升高,血清游离甲状腺素水平下降,发展到甲减状态。

三、治疗

(一)一般治疗

饮食需富含热能、蛋白质、维生素及微量元素,加强训练和教育。

(二)特异性治疗

无论是原发性还是继发性先天性甲减,一旦确定诊断应该立即治疗。

(1)对于新生儿筛查初次结果显示干血滤纸片促甲状腺激素值超过40 mU/L,同时 B 超显示甲状腺缺如或发育不良者,或伴有先天性甲减临床症状与体征者,可不必等静脉血检查结果立即开始左甲状腺素钠治疗。不满足上述条件的筛查阳性新生儿应等待静脉血检查结果后再决定是否给予治疗。

(2)治疗首选左甲状腺素钠,新生儿期先天性甲减初始治疗剂量为 0～

15 μg/(kg·d),每天 1 次口服,尽早使血清游离甲状腺素、促甲状腺激素恢复正常,血清游离甲状腺素最好在治疗 2 周内,促甲状腺激素在治疗后 4 周内达到正常。对于伴有严重先天性心脏病患儿,初始治疗剂量应减少。治疗后 2 周抽血复查,根据血清游离甲状腺素、促甲状腺激素浓度调整治疗剂量。在血清游离甲状腺素、促甲状腺激素正常后,可改为每 3 个月 1 次;服药 1～2 年后可减为每 6 个月 1 次。随访中监测血清游离甲状腺素、促甲状腺激素变化和发育情况,随时调整剂量。

(3)在随后的随访中,甲状腺激素维持剂量需个体化。血清游离甲状腺素应维持在平均值至正常上限范围之内,促甲状腺激素应维持在正常范围内。左甲状腺素钠治疗剂量应随静脉血血清游离甲状腺素、促甲状腺激素值调整,婴儿期一般为 5～10 μg/(kg·d),1～5 岁为 5～6 μg/(kg·d),5～12 岁为 4～5 μg/(kg·d)。药物过量,患儿可有颅缝早闭和甲状腺功能亢进临床表现,如烦躁、多汗等,需及时减量,4 周后再次复查。

(4)对于促甲状腺激素＞10 mU/L,而血清游离甲状腺素正常的高促甲状腺激素血症,复查后促甲状腺激素仍然增高者应予治疗,左甲状腺素钠起始治疗剂量可酌情减量,4 周后根据促甲状腺激素水平调整。

(5)对于促甲状腺激素始终维持在 6～10 mU/L 的婴儿的处理方案目前仍存在争议,在出生头几个月内促甲状腺激素可有生理性升高。对这种情况的婴儿,需密切随访甲状腺功能。

(6)对于血清游离甲状腺素和促甲状腺激素测定结果正常,而总血清甲状腺素降低者,一般不需治疗。多见于甲状腺结合球蛋白缺乏、早产儿或者新生儿有感染时。

(7)对于幼儿及年长儿下丘脑-垂体性甲减,左甲状腺素钠治疗需从小剂量开始。

第二节　生长激素缺乏症

生长激素缺乏症是由于腺垂体合成和分泌生长激素部分或完全缺乏,或由于生长激素分子结构异常等所致的生长发育障碍性疾病。患儿身高低于同年龄、同性别正常健康儿童平均身高的 2 个标准差以上，或者低于正常儿童生长曲线第 3 百分位数，符合矮身材的标准。生长激素缺乏症是儿科临床常见的内分泌疾病之一，大多为散发性，少部分为家族性遗传。

一、流行病学

特发性生长激素缺乏症在英国、德国和法国人群中的发病率为 18/100 万～24/100 万人，瑞典的发病率约为 62/100 万人，美国报道的发病率最高，约为 287/100 万人。各国发病率的不同与诊断标准差异有关。在 20 世纪 80 年代末，北京协和医院调查了 103 753 名年龄在 6～15 岁的中小学生身高，发现 202 人低于第 3 百分位数，其中 12 例诊断生长激素缺乏症，发病率为 115/100 万人。

二、病理生理

(一)生长激素基因

生长激素由腺垂体嗜酸性粒细胞分泌，其基因的表达产物含 191 个氨基酸，分子量 22 000，属非糖基化蛋白质激素，生长激素的半衰期为 15～30 分钟。生长激素基因突变包括错义突变、无义突变及移码突变等。

(二)生长激素的分泌

在胎龄 3 个月内，垂体尚无生长激素分泌，其后血中生长激素水平逐步增高。至 12 周时，生长激素血浓度可达到 60 $\mu g/L$，30 周时达 130 $\mu g/L$，以后浓度逐渐下降，出生时为 30 $\mu g/L$，以后进一步下降。生长激素分泌一般呈脉冲式释放，昼夜波动大，在分泌低峰时，常难以测到，一般在夜间深睡眠后的早期分泌最高。在血循环中，大约 50% 的生长激素与生长激素结合蛋白结合，以复合物的形式存在。

(三)生长激素的分泌调节

在垂体生长激素细胞中，生长激素基因的表达受 3 种下丘脑激素的控制：生长激素释放激素刺激生长激素释放，生长抑素则抑制生长激素释放，以及促生长激素释放素的调节。生长激素释放激素和生长抑素的交替性分泌可以解释生长激素的节律性分泌。生长激素的分泌高峰发生在生长激素释放激素的分泌高峰，同时又是生长抑素分泌的低谷。生长激素分泌呈脉冲式，其高峰在睡眠期间。

(四)生长激素与受体的结合

生长激素通过与靶细胞表面的受体分子相结合而发挥作用。生长激素受体是一个具有 620 个氨基酸的单链分子;生长激素受体有细胞外区,单体的跨膜区以及胞质区。细胞外区的蛋白水解片段,循环于血浆中,充当为一种生长激素结合蛋白。与细胞因子受体族的其他成分一样,生长激素受体的胞质区缺乏内在的激酶活性,而生长激素的结合,可以诱导受体的二聚作用和一种与受体相连的一种 JAK 激酶的活性。该激酶和其他蛋白质底物的磷酸化作用可引起一系列的反应。

(五)生长激素的生理作用

生长激素的生理作用非常广泛,既促进生长,也调节代谢。其主要作用包括:①促进骨生长;②促进蛋白质合成;③促进脂肪降解;④对糖代谢作用复杂,能减少外周组织对葡萄糖的利用,亦降低细胞对胰岛素的敏感性;⑤促进水、矿物质代谢;⑥促进脑功能效应,增强心肌功能,提高免疫功能等作用。

(六)类胰岛素生长因子-1

类胰岛素生长因子-1 为肝脏对生长激素反应时产生的一种多肽,这是一种单链多肽,由 70 个氨基酸组成,基因定位于第 12 号染色体长臂,含有 6 个外显子,类胰岛素生长因子-1 与胰岛素具有相当的同源性。血中 90% 的类胰岛素生长因子-1 由肝脏合成,其余由成纤维细胞及胶原等细胞在局部合成。生长激素通过增加类胰岛素生长因子-1 的合成,介导其促进有丝分裂的作用。循环中的类胰岛素生长因子-1 与数种不同的结合蛋白相结合,其中主要的一种是分子量为 150 000 的复合物,该复合物在生长激素缺乏症的儿童中是降低的,但在因其他原因引起矮小的儿童中则仍在正常范围。

三、病因分类

根据下丘脑-生长激素-胰岛素样生长因子生长轴功能缺陷,病因可分为原发性、继发性生长激素缺乏症,单纯性生长激素缺乏症或多种垂体激素缺乏。

(一)原发性

(1)遗传:正常生长激素功能的维持,需要下丘脑生长激素释放激素的分泌到生长激素、类胰岛素生长因子-1 的分泌,受体效应都要完整,目前下丘脑-垂体-胰岛素样生长因子轴的多种基因都已发现突变,导致功能障碍,包括与垂体发育有关的基因缺陷、生长激素、类胰岛素生长因子-1 的编码基因和受体基因。

(2)特发性:下丘脑功能异常,神经递质-神经激素信号传导途径的缺陷。

(3)各种先天原因引起的垂体不发育、发育不良,空蝶鞍及视中隔发育异常等。

(二)继发性

1.肿瘤

下丘脑、垂体或颅内其他肿瘤,例如颅咽管瘤、神经纤维瘤以及错构瘤等可影响生长激素的分泌,造成生长激素缺乏。

2.放射性损伤

下丘脑、垂体肿瘤放疗后,有一大部分存在生长激素缺乏,患急性淋巴细胞白血病的儿童,接受预防性头颅照光者也属于这一类。放疗和化疗引起典型的生长缓慢见于治疗1～2年后,由于生长激素缺乏,患儿身高逐渐偏离正常。除生长激素缺乏外,亦可有促甲状腺激素和促肾上腺皮质激素缺乏发生。

3.头部创伤

任何疾病损伤下丘脑、垂体柄及腺垂体均可导致垂体激素缺乏。由于这种病变是非选择性的,常存在多种垂体激素缺乏,例如在产伤、手术损伤以及颅底骨折等情况发生时。创伤还包括儿童受虐待、牵引产、缺氧及出血性梗死等损伤垂体、垂体柄及下丘脑。

四、临床表现

特发性生长激素缺乏症多见于男孩,男：女为3：1。主要表现如下。

(一)生长障碍

出生时身长、体重均正常；1岁后出现生长速度减慢,身高落后比体重低下更为明显；随着年龄增长,生长发育缓慢程度也增加,身高年增长速率<5 cm,身高落后于同年龄、同性别正常健康儿童生长曲线第3百分位以下或低于平均数减两个标准差。患儿面容较实际年龄幼稚,皮下脂肪相对较多,脸圆胖、前额突出,下颌小,上下部量比例正常、匀称。患儿牙齿萌出延迟,智力多正常。

(二)骨成熟发育延迟和青春期发育延迟

骨骺发育情况可以反映长骨生长,而通过骨龄测定就可以了解骨骺发育。所谓骨龄就是指骨骼发育年龄,是人体成熟程度的良好指标。生长激素缺乏症患儿的骨龄均延迟,一般均在2年或2年以上,但与其身高年龄相仿,骨骺融合较晚。多数生长激素缺乏症患儿出现青春期发育延迟。

(三)代谢紊乱

患儿有不同程度的糖、脂肪、蛋白质代谢紊乱,表现如下：体力活动减少,运动能力下降、代谢率降低；血胆固醇、甘油三酯、低密度脂蛋白、载脂蛋白 B 等水平升高，高密度脂蛋白降低。

(四)伴随症状

这类患儿除生长迟缓外，尚有其他伴随症状：①伴有促肾上腺皮质激素缺乏者容易发生低血糖；②伴促甲状腺激素缺乏者可有食欲缺乏、活动减少等甲状腺功能不足的表现；③伴有促性腺激素缺乏者可有性腺发育不全，出现小阴茎，至青春期仍无性器官和第二性征的发育。

(五)其他表现

食欲低下、神经和精神功能紊乱、心血管疾病的发病率和病死率明显升高、肾小球滤过率降低和肾血流量减少等；继发性生长激素缺乏症可发生于任何年龄，并伴有原发疾病的相应症状。

五、辅助检查

(一)生长激素刺激试验

生长激素呈脉冲式分泌，半衰期较短，随机取血检测生长激素临床意义较小，临床上多采用药物激发试验来动态观察垂体分泌生长激素变化，从而了解下丘脑-垂体合成和分泌生长激素的能力。常用药物激发剂有胰岛素、精氨酸、可乐定。由于各种药物激发生长激素反应途径不同，各种试验的敏感性、特异性亦有差异，故通常采用至少 2 种作用途径不同的药物进行激发试验才能作为判断的结果。生长激素激发试验前需禁食 8 小时以上，并卧床休息。一般认为两种试验若生长激素峰值均＜5 ng/mL，为完全性生长激素缺乏症；生长激素峰值在 5.1～9.9 ng/mL 为部分性生长激素缺乏；生长激素峰值≥10 ng/mL 为反应正常。对于年龄较小的儿童，尤其空腹时有低血糖症状者应用胰岛素时应注意监护，因可能引起低血糖惊厥等严重反应。

此外，如需区别病变部位是下丘脑还是垂体，须进行生长激素释放激素刺激试验。

(二)血清类胰岛素生长因子-1、胰岛素样生长因子结合蛋白-3 测定

血液循环中类胰岛素生长因子-1 大多与胰岛素样生长因子结合蛋白-3 结合呈非脉冲性分泌和较少日夜波动，故血中浓度稳定，并与生长激素水平呈一致关系，是检测下丘脑-生长激素-胰岛素样生长因子生长轴功能的指标。但类胰岛素生长因子-1 和胰岛素样生长因子结合蛋白-3 浓度受多种因素影响，如性

别、年龄、营养状态以及性发育的程度等,故必须建立不同性别和年龄儿童的正常参考范围。

(三)其他内分泌检查

生长激素缺乏症诊断一旦确立,应检查下丘脑-垂体轴的其他内分泌功能。根据临床表现可选择测定下丘脑-垂体-甲状腺轴和性腺轴的功能。

(四)其他辅助检查

1.X 线检查

常用左手腕、掌、指骨正位片评定骨龄。生长激素缺乏症患儿骨龄常落后于实际年龄 2 岁或 2 岁以上。

2.下丘脑-垂体磁共振成像

磁共振可显示蝶鞍容积大小,垂体前、后叶大小,可诊断垂体不发育、发育不良、空蝶鞍、视中隔发育不良等,并且可发现颅咽管瘤、神经纤维瘤、错构瘤等肿瘤。

染色体检查对女性矮小伴青春期发育延迟者应常规作染色体检查,以排除染色体病,如特纳综合征等。

六、诊断与鉴别诊断

(一)诊断

符合下列情况者可诊断生长激素缺乏症:①身高低于同年龄、同性别正常健康儿童平均身高的 2 个标准差以上,或者低于正常儿童生长曲线第 3 百分位数;②生长缓慢,身高年增长速率<5 cm;③骨龄落后于实际年龄 2 年或 2 年以上;④两种生长激素兴奋试验峰值均<10 μg/L;⑤智能正常;⑥除外其他可导致生长障碍的疾病,并注意是否合并其他垂体激素的缺乏。

(二)鉴别诊断

引起生长落后的原因很多,需与生长激素缺乏症鉴别的有如下几种。

1.家族性矮小症

父母身高都矮,身高常在第 3 百分位数左右,但其年增长速率>5 cm,骨龄与年龄相称,智能与性发育均正常,生长激素激发峰值>10 μg/L。

2.体质性青春期延迟

属正常发育中的一种变异,较为常见。多见于男孩。出生时及生后数年生长无异常,以后则逐年的身高增长及成熟缓慢,尤于青春期发育前或即将进入青春发育期时,性发育出现可延迟数年。骨龄落后与性发育延迟相关,亦与身高平行。父母中大多有类似既往史。

3.宫内发育迟缓

本症可由孕妇孕期营养或供氧不足、胎盘存在病理性因素、宫内感染、胎儿基因组遗传印迹等因素导致胎儿宫内发育障碍。初生时多为足月小样儿,散发起病,无家族史,亦无内分泌异常。出生后极易发生低血糖,生长缓慢。

4.染色体异常

典型特纳综合征不难区别,但部分患儿系因 X 染色体结构异常(如等臂畸形、部分缺失等)或各种嵌合体所致病。其临床表现不甚典型,常仅以生长迟缓为主,应进行染色体核型分析鉴别。21-三体综合征除身材矮小外,同时伴有智能落后、特殊面容等特征,故临床诊断一般不易混淆。

5.骨骼发育异常

如各种骨、软骨发育不良等,都有特殊的体态和外貌,可选择进行骨骼 X 片及相关基因分析等,以明确诊断。

6.其他

其他包括心、肝、肾等慢性疾病,长期营养不良,遗传代谢病(如黏多糖病、糖原累积症等),以及精神心理压抑等因素导致者,都应通过对病史、体检资料分析和必要的特殊检查予以鉴别。

七、治疗

(一)生长激素

对生长激素缺乏症的治疗主要采用基因重组人生长激素替代治疗。无论特发性或继发性生长激素缺乏性矮小均可用生长激素治疗。开始治疗年龄越小,效果越好。但是对颅内肿瘤术后导致的继发性生长激素缺乏症患儿需慎用,对恶性肿瘤或有潜在肿瘤恶变者及严重糖尿病患儿禁用。治疗剂量采用每天 0.1 U/kg,于每晚睡前半小时皮下注射,可选择在上臂、大腿前侧和腹壁、脐周等部位注射。少数患儿在用生长激素治疗过程中可出现甲状腺激素水平下降,故须监测甲状腺功能,必要时予甲状腺激素补充治疗。

(二)性激素

对同时伴有性腺轴功能障碍的患儿待骨龄达 12 岁时开始用性激素治疗。男性可注射长效庚酸睾酮 25 mg,每月 1 次,每 3 个月增加 25 mg,直至每月 100 mg;女性可口服炔雌醇 1～2 μg/d 或妊马雌酮自每天 0.3 mg 起酌情逐渐增加剂量,同时需监测骨龄。

第三节 中枢性尿崩症

中枢性尿崩症是由多种原因引起的抗利尿激素缺乏所致,其特征为患儿完全或部分丧失尿浓缩功能,临床主要表现为多尿、多饮和排出低比重尿。

一、病因

中枢性尿崩症的病因有三大类。①特发性:系因下丘脑视上核或室旁核神经元发育不全或退行性病变所致;②器质性:任何侵犯下丘脑、垂体柄或神经垂体的病变都可发生尿崩症状,如颅内肿瘤、中枢神经系统损伤、感染及朗格汉斯组织细胞增生症或白血病细胞浸润等;③家族性:极少数患儿是由于编码精氨酸血管升压素的基因或编码运载蛋白Ⅱ的基因突变所造成,呈常染色体显性或隐性遗传。

二、诊断

(一)临床表现

(1)可突然起病,也可呈渐进性。

(2)烦渴、多饮,尿比重低且固定,每天饮水或尿量>3 000 mL/m²,常因饮水过多影响食欲;夜尿增多,出现遗尿,影响睡眠。

(3)体重不增或明显消瘦,病程长者可出现生长障碍。

(4)皮肤干燥,饮水不足时可出现脱水征,年幼儿可出现烦躁、高热甚至抽搐等症状。

(5)出现斜视、复视、视野改变、性早熟、颅压高等症状时需排除颅内占位性病变。

(二)辅助检查

(1)常规检查:血电解质、二氧化碳结合力、碱性磷酸酶、肾功能、尿常规、血渗透压、尿渗透压及血气分析,必要时查血糖。不能测血渗透压时以公式计算:血渗透压＝2×(血钠＋血钾)＋血糖＋血尿素氮,计算均用 mmol/L 为单位。

(2)眼底检查、头颅 X 线正侧位片,必要时做头颅 CT 或磁共振检查。

(3)禁水试验:用于鉴别真性尿崩症与精神性多饮多尿。①方法:实验前一天晚 8 时起禁食直至实验结束;实验当天 8 时先排空膀胱后测体重,采血测血钠和血浆渗透压;每小时留尿 1 次,记录尿量、尿比重、尿渗透压,测量体重及血压。同时观察患儿口渴感、皮肤弹性及精神状态等;当连续 2 次尿比重相近不变或反而降低时,可结束试验,复测血钠、血渗透压;若试验中患者排尿多,尿比重上升不明显且体重下降 3‰～5‰或血压下降明显,出现头痛、烦躁不安等表现应停止试验,复测血钠、血渗透压。②结果判断:正常人禁水后,尿量明显下降,尿比重＞1.016,尿渗透压＞300 mmol/L,且尿渗透压/血渗透压＞2,血清钠和血渗透压正常;真性尿崩症患儿限水后尿量仍多,尿比重＜1.010,血钠＞145 mmol/L,尿渗透压/血渗透压＜1,体重下降 3‰～5‰或血压下降,若尿比重在 1.010～1.016 为部分抗利尿激素缺乏;精神性多饮患儿的反应与正常人相同,但病程较长时需逐渐减少饮水一段时间后再重复试验。

(4)加压素试验:用于鉴别中枢性尿崩症与肾性尿崩症(一般与禁水试验联合进行)。①方法:单独进行时,实验前一天晚 8 时起禁食直至实验结束,实验当天 8 时先排空膀胱后测体重,采血测血钠和血浆渗透压;当禁水试验连续 2 次尿比重不变或相近时,取血测血渗透压、血钠、抗利尿激素及尿渗透压;注射加压素 0.1 μg/kg(3 U/m²),注射后每 30 分钟留尿 1 次,共 4 次,测尿量、尿比重及尿渗透压,结束时测血钠及血渗透压。②结果判断:中枢性尿崩症患儿注射抗利尿激素后尿量明显下降,尿比重上升至＞1.016,且尿渗透压＞300 mmol/L,超过血渗透压;肾性尿崩症患儿的尿量及尿比重无明显变化;精神性多饮患儿注射抗利尿激素后尿渗透压可升高,可被误诊为真性尿崩症。

(5)血浆精氨酸血管升压素测定:直接测定血浆精氨酸血管升压素有助于鉴别诊断,血中精氨酸血管升压素浓度为 1.0～1.5 pg/mL。中枢性尿崩症者精氨酸血管升压素降低,肾性尿崩症者正常或升高。

(三)诊断标准

根据临床表现,尿比重＜1.005,尿渗透压＜200 mmol/L,禁水试验阳性,加压素试验阳性可诊断为中枢性尿崩症。对所有中枢性尿崩症患儿必须注意寻找可能存在的原发病灶,并与其他具有多尿症状的疾病相鉴别。

三、治疗

(一)一般治疗

给予低盐、适量蛋白质饮食。

(二)特异性治疗

(1)激素补充治疗:①去氨加压素是目前治疗中枢性尿崩症的首选药物。鼻腔滴剂,剂量为 5~15 μg/d,每天 2 次滴鼻(浓度为 100 μg/mL),婴儿自 0.5 μg、儿童自 2.5 μg 起,逐渐加量直至疗效满意即作为维持量;如用口服片剂,每次为 0.05~0.1 mg,每天 2 次,剂量个体化,如日间排尿次数可耐受,仅于睡前服药 1 次,可根据疗效调整剂量,一般一次服药作用 8~12 小时。②鞣酸加压素剂量为每次 0.1~0.3 mL,深部肌内注射,每次疗效可维持 3~7 天,一般至多尿症状复现时才第 2 次给药,用药期间应注意患儿水分摄入量以防止发生水中毒。

(2)对器质性病变所致者,应治疗原发病。

(3)非激素类药:①氯磺丙脲(每片 0.25 g)为每天 150 mg/m²,1 次或分 2 次口服。有效后酌情减量,不良反应为低血糖、低血钠。②卡马西平(每片 0.2 g)为每天 10~15 mg/kg,分 2~3 次与氯磺丙脲合用,加强药效。③氯贝丁酯为每天 15~25 mg/kg,分次口服。④氢氯噻嗪为 2~4 mg/(kg·d),分 2~3 次口服,同时补充钾,对部分性尿崩症及肾性尿崩症有效。⑤吲哚美辛为 1~2 mg/(kg·d),分 3 次服,治疗肾性尿崩症。

第四节　儿童糖尿病

儿童糖尿病是指 15 岁以下儿童及青少年由于胰岛素绝对或者相对缺乏而造成的糖、脂肪和蛋白质代谢紊乱。95% 以上的糖尿病患儿为 1 型,是由于胰岛 β 细胞被破坏,胰岛素分泌绝对缺乏造成的。病因可为特发性和自身免疫性,自身免疫性 1 型糖尿病在遗传易感基因基础由外界环境因素作用下,通过自身免疫反应导致胰岛 β 细胞功能衰竭。其他类型包括 2 型糖尿病,即非胰岛素依赖型糖尿病,主要由胰岛素抵抗伴胰岛 β 细胞分泌胰岛素不足或相对缺乏造成,儿童期发病少,但由于我国近十几年来儿童肥胖症明显增多,发病率有上升趋势。

一、病理生理和发病机制

(一)病理生理

糖尿病患儿由于胰岛素分泌不足或缺如,使葡萄糖的利用减少,当血糖浓度超过肾阈值时,即产生糖尿。渗透性利尿引起多尿症状,每天丢失大量的水分和电解质,因而造成严重的电解质失衡和慢性脱水。由于机体的代偿作用,患儿渴感增加、饮水增多；又因为组织不能利用葡萄糖、能量不足而产生饥饿感，引起多食。胰岛素不足和胰岛素拮抗激素的增高也促进了脂肪分解，血中脂肪酸增高，肌肉和胰岛素依赖性组织即利用这类游离脂肪酸供能以弥补细胞内葡萄糖不足，而过多的游离脂肪酸在进入肝脏后则在胰高糖素等生酮激素作用下加速氧化，导致乙酰乙酸、β-羟丁酸等酮体累积在各种体液中，形成酮症酸中毒。血渗透压升高、水和电解质紊乱以及酮症酸中毒等代谢失常的发生，最终都造成中枢神经系统的损伤，甚至导致意识障碍或昏迷。

（二）发病机制

儿童糖尿病各年龄均可发病，但以5～7岁和10～13岁2组年龄多见，近年来，婴幼儿糖尿病的发生率逐年增加。患病率男女无性别差异。秋、冬季节相对高发。1型糖尿病的主要病理变化为胰岛β细胞数量明显减少，胰岛细胞破坏80％左右可出现糖尿病临床症状。1型糖尿病的发生与遗传易感性、胰岛自身免疫及环境因素密切相关。

二、临床表现

1型糖尿病起病多数较急骤，可表现突然明显多尿、多饮，每天饮水量和尿量可达几升，易饿多食，但体重下降，称为"三多一少"。部分患儿因感染、饮食不当或情绪波动诱发起病。婴幼儿多饮多尿不易发现，有相当多的患儿常以急性酮症酸中毒为首发症状，表现为胃纳减退、恶心、呕吐、腹痛、关节肌肉疼痛、呼吸深快、呼气中带有酮味，神志萎靡、嗜睡、反应迟钝，严重者可出现昏迷。学龄儿童亦有因夜间遗尿、夜尿增多而就诊者。在病史较长的年长儿中，消瘦、精神不振、倦怠乏力等体质显著下降颇为突出。在长期的病程中，糖尿病有以下并发症。

（一）急性期并发

1.糖尿病酮症酸中毒

儿童时期糖尿病有1/3以上发生酮症酸中毒，表现为不规则深长呼吸、有酮体味，突然发生恶心、呕吐、厌食或腹痛、腿痛等症状，严重者出现神志改变。常易误诊为肺炎、败血症、急腹症或脑膜炎等。通常血糖甚高，血生化示不同程度酸中毒，血尿酮体增高。

2.低血糖

由于胰岛素用量过多或用药后未按时进食而引起。表现心悸、出汗、饥饿感、头晕或震颤等，严重者可致昏迷、惊厥，若不及时抢救可致死亡。反复低血糖发作可引起脑功能障碍。

3.感染

感染与免疫功能障碍有关。

4.高血糖高渗状态

在儿童中较少见。表现为显著的高血糖,血糖＞33.3 mmol/L,但无酸中毒,血尿酮体无明显增高,血浆有效渗透压＞320 mmol/L。

(二)慢性期并发症

若血糖长期控制不良,其为不可逆性。

1.生长障碍

表现为生长落后、矮小,性发育延迟。

2.糖尿病视网膜病

糖尿病视网膜病是糖尿病微血管病变最常见的并发症,90％患者最终将出现此并发症,造成视力障碍、白内障,甚至失明。

3.糖尿病肾病

其患病率随病程而增加,患儿有明显的肾病,表现为水肿、蛋白尿及高血压等,但少见终末期肾病。肾衰竭亦是引起儿童期糖尿病死亡的原因之一。

4.糖尿病周围神经病变及心血管等病变

儿童糖尿病相对少见。

三、实验室检查

(一)血糖和糖化血红蛋白

(1)血糖增高,空腹血糖≥7.0 mmol/L,随机血糖≥11.1 mmol/L。

(2)糖化血红蛋白是血中葡萄糖与血红蛋白非酶性结合而产生,其寿命周期与红细胞相同,反映过去2～3个月的血糖平均水平。正常人＜6.5％,若糖化血红蛋白＜7.5％,为较理想的控制水平。若糖化血红蛋白＞9％,发生糖尿病微血管并发症的危险性明显增加。

(二)血电解质

酮症酸中毒时血电解质紊乱,应测血 Na^+、K^+、Cl^-、二氧化碳结合力、血 pH、血浆渗透压。

(三)血脂

代谢紊乱期血清胆固醇、甘油三酯均明显增高。

(四)尿液检测

(1)当糖尿病患儿血糖超过肾阈值时,尿糖呈现阳性。

(2)糖尿病酮症酸中毒时尿酮体阳性。

(3)尿微量清蛋白排泄率:定量分析尿中清蛋白含量,正常人$<20~\mu g/min$。持续的$30\sim299~mg/24~h$蛋白尿是1型糖尿病患儿早期糖尿病肾病的主要表现。

(五)葡萄糖耐量试验

空腹或随机血糖能确诊1型糖尿病者,一般不需做葡萄糖耐量试验,仅用于无明显症状、尿糖偶尔阳性而血糖正常或稍增高的患儿。

(六)抗体测定

检测谷氨酸脱羧酶抗体、胰岛自身抗体、蛋白酪氨酸磷酸酶抗体和胰岛细胞抗体,主要用于1型糖尿病诊断和鉴别诊断。

(七)内分泌其他激素的监测

如甲状腺素、促肾上腺皮质激素、皮质醇等。

四、诊断和鉴别诊断

(一)诊断

世界卫生组织和国际青少年糖尿病联盟对于糖尿病的诊断标准如下:①空腹血糖$\geqslant7.0~mmol/L$($\geqslant126~mg/dL$);②随机血糖$\geqslant11.1~mmol/L$($\geqslant200~mg/dL$);③口服葡萄糖耐量试验,2小时血糖$\geqslant11.1~mmol/L$($\geqslant200~mg/dL$)。凡符合上述任何一条即可诊断为糖尿病。儿童1型糖尿病一旦出现临床症状、尿糖阳性、空腹血糖达7.0 mmol/L以上和随机血糖在11.1 mmol/L以上,不需做糖耐量试验就能确诊。一般1型糖尿病症状典型,不需口服葡萄糖耐量试验即可诊断。

(二)鉴别诊断

1.肾性糖尿病

无糖尿病症状,多在体检或者做尿常规检查时发现,血糖正常,胰岛素分泌正常。

2.假性高血糖

患者短期大量食入或者输入葡萄糖液,可使尿糖暂时阳性,血糖升高。另外,在应激状态时血糖也可一过性升高,需注意鉴别。

3.甲状腺功能亢进症

该病由于甲状腺素释放增多可引起一系列高代谢表现,如多食、多饮、消瘦等,需注意鉴别。

五、治疗

(一)胰岛素治疗

1 型糖尿病必须用胰岛素治疗。

1.胰岛素制剂和作用

从作用时间上分为速效、短效、中效和长效四大类别。各类制剂作用时间见表 7-1。

表 7-1　胰岛素的种类和作用时间

胰岛素种类	起效时间	高峰时间	作用时间
速效	10～20 分钟	30～90 分钟	3 小时
短效	30 分钟～1 小时	2～4 小时	6～10 小时
中效	1～4 小时	4～12 小时	16～24 小时
长效	1～2 小时	无高峰	24 小时

2.剂量和方案

新诊患儿初始胰岛素治疗的剂量为每天 0.5～1.0 U/kg,部分缓解期患儿为每天<0.5 U/kg,青春期者常为每天 1.2～1.5 U/kg 或更高剂量才可以使代谢控制满意。胰岛素治疗方案及剂量需要个体化,方案的选择依据年龄、病程、生活方式及既往健康情况和医师的经验等因素决定。胰岛素的治疗方案很多,每天 2 次、每天 3 次皮下注射方案、基础-餐前大剂量方案以及胰岛素泵治疗等。胰岛素治疗不可避免会有低血糖发生。应及时加餐或饮含糖饮料。

(二)营养管理

应该满足儿童年龄、生长发育和日常生活的热量需要。每天总热量(千卡)=1 000+[年龄×(70～100)]。按碳水化合物 50%～55%、蛋白质 10%～15%、脂肪 30%配比。全天热量分 3 大餐和 3 次点心分配。

(三)运动治疗

运动可使肌肉对葡萄糖利用增加,血糖的调节得以改善。糖尿病患儿应每天安排适当的运动,在进行大量运动时应注意进食,防止发生低血糖。

(四)儿童糖尿病酮症酸中毒

儿童糖尿病酮症酸中毒是糖尿病最常见的死亡原因,大多是由于脑水肿的发生。

1.纠正脱水、酸中毒及电解质紊乱

补液方法有 48 小时均衡补液和 24 小时传统补液法,中重度脱水倾向于使用 48 小时均衡补液,此种方法一般不需要考虑额外丢失,液体复苏所补的液体量一般无须从总量中扣除。补液总量＝累积丢失量＋维持量。24 小时传统补液法应遵循先快后慢,先浓后淡的原则进行。前 8 小时输入累积丢失量的 1/2,余量在后 16 小时输入。维持液 24 小时均匀输入。继续丢失液体的补充按照丢失多少补多少。对于中重度脱水的患儿,尤其休克者,最先给予生理盐水 10～20 mL/kg,于 30～60 分钟快速输入,根据外周循环情况可重复使用。但第 1 小时不超过 30 mL/kg,以后根据血钠决定给半张或 1/3 张不含糖的液体。见排尿后即加入氯化钾 40 mmol/L。只有当血 pH<6.9 时才用碱性液纠正酸中毒,5%的碳酸氢钠 1～2 mL/kg 在 1 小时以上时间内输入,必要时可以重复。

2.胰岛素应用

胰岛素一般在补液后 1 小时开始使用。采用小剂量胰岛素持续静脉输入,儿童胰岛素用量为 0.05～0.1 U/(kg·h),加入生理盐水中输入,要检测血糖,血糖下降速度为 2～5 mmol/h,防止血糖下降过快。

3.监测

每小时监测血糖 1 次,每 2～4 小时重复 1 次电解质、血糖、尿糖、血气分析,直至酸中毒纠正。血清渗透压下降过快有脑水肿的危险。

(五)糖尿病的教育和监控

1.糖尿病教育

应根据不同的知识层次实行分层教育。

2.糖尿病监控及并发症筛查

(1)血糖测定:每天应常规 4 次测量血糖(3 餐前及临睡前),每周测 1 次凌晨 2～3 时血糖。根据血糖监测酌情调整胰岛素用量。

(2)糖化血红蛋白测定:应每 2～3 个月检测 1 次。糖尿病患儿糖化血红蛋白<7.5%为控制理想,>9%控制不当。

(3)尿微量清蛋白排泄率测定:一般 5 年以上病史者和青春期患儿每年检测 1～2 次,以监测早期糖尿病肾病的发生。同时严密观察血压,若发生高血压应予治疗。

（4）视网膜病变筛查：青春期前诊断的患儿病史 5 年以上，或者年龄 11 岁，或进入青春期（达到其中条件之一即可）开始进行视网膜病变的筛查。青春期发病的患儿病史 2 年开始进行视网膜病变的筛查，应每年进行甲状腺功能的筛查。

第八章

儿科血液系统疾病

第一节 缺铁性贫血

缺铁性贫血是体内铁缺乏导致血红蛋白合成减少,临床上以小细胞低色素性贫血、血清铁蛋白减少和铁剂治疗有效为特点的贫血症。本病以6~24个月婴幼儿发病率最高,严重危害小儿健康,是我国重点防治的小儿常见病之一。

一、铁的代谢

(一)人体内铁元素的含量及其分布

正常人体内的含铁总量随着年龄、体重、性别和血红蛋白水平的不同而异。成人男性体内总铁量约为 50 mg/kg,女性约为 35 mg/kg,新生儿约为 75 mg/kg。总铁量中约64%用于合成血红蛋白,32%以铁蛋白及含铁血红素形式贮存于肝、骨髓和其他脏器内,3.2%合成肌红蛋白,0.4%存在于含铁酶(如各种细胞色素酶、单胺氧化酶),0.4%以运转铁存在血浆中。

(二)铁的来源

1.从食物中摄取的铁

从食物中摄取的铁又称"外源性铁",占人体铁摄入量的1/3。食物中的铁分为血红素铁和非血红素铁,前者吸收率高于后者。动物性食物尤其是精肉、血、内脏含铁高且为血红素铁;蛋黄含铁量高但吸收率较低;母乳与牛乳含铁量均低,但母乳的铁吸收率比牛乳高约5倍。植物性食物中以大豆含铁量最高,其次为黑木耳、发菜、海带等,麦芽、水果等也有一定量的铁,但这些均属非血红素铁。

2.红细胞释放的铁

红细胞释放的铁又称"内源性铁",占人体铁摄入量的2/3;体内红细胞衰老或破坏所释放的血红蛋白铁几乎全部被再利用。

(三)铁的吸收和转运

食物中的铁主要在十二指肠和空肠上段被吸收。食物铁的吸收有两种形式：①游离铁形式，植物食品中的铁一般以胶状氢氧化高铁（Fe^{3+}）形式存在，在胃蛋白酶和游离盐酸的作用下，转化为游离的 Fe^{2+} 而被吸收；②血红素形式，动物食品在胃酸和蛋白分解酶的作用下，血红素与珠蛋白分离，被肠黏膜直接吸收，在肠黏膜上皮细胞内经血红素分解酶作用将铁释放出来。肠腔内一些因素可影响铁的吸收：维生素 C、稀盐酸、果糖、氨基酸等还原物质能使 Fe^{3+} 变成 Fe^{2+}，有利于铁的吸收；磷酸、草酸等可与铁形成不溶性铁酸盐，难于吸收；植物纤维、茶、咖啡、蛋、牛奶、抗酸药物等可抑制铁的吸收。

进入肠黏膜细胞的 Fe^{2+} 被氧化成 Fe^{3+}，其中一部分与细胞内的去铁蛋白结合，形成铁蛋白暂时保存在肠黏膜细胞中；另一部分 Fe^{3+} 与细胞质中载体蛋白结合后移出胞外进入血液，与血浆中的转铁蛋白结合，随血液循环将铁运送到需铁和贮铁组织，供给机体利用，未被利用的部分则与去铁蛋白结合而形成铁蛋白，作为贮存备用铁。红细胞破坏后释放出的铁，也同样通过与转铁蛋白结合后运送到骨髓等组织，被利用或贮存。

正常情况下，血浆中的转铁蛋白仅 1/3 与铁结合，称为血清铁；其余 2/3 的转铁蛋白仍具有与铁结合的能力，在体外加入一定量的铁可使其成饱和状态，所加的铁量即为未饱和铁结合力。血清铁与未饱和铁结合力之和称之为血清总铁结合力。血清铁在总铁结合力中所占的百分比称之为转铁蛋白饱和度。

(四)铁的利用与储存

吸收到血液中的铁与血浆中的转铁蛋白结合后，转运至需铁组织。铁到达骨髓造血组织后即进入幼红细胞，在线粒体中与原卟啉结合形成血红素，血红素与珠蛋白结合形成血红蛋白。此外，铁还在肌红蛋白的合成中和某些酶中被利用。

体内未被利用的铁以铁蛋白及含铁血黄素的形式贮存。在机体需要铁时，这两种铁均可被利用。通过还原酶的作用，使铁蛋白中的 Fe^{3+} 转化成 Fe^{2+} 释放，然后被氧化酶氧化成 Fe^{3+}，与转铁蛋白结合后被转运到需铁的组织。

(五)铁的排泄

正常情况下每天仅有极少量的铁排出体外。小儿每天排出量约为 15 $\mu g/kg$，约 2/3 随脱落的肠黏膜细胞、红细胞、胆汁由肠道排出，其他经肾脏和汗腺排出，表皮细胞脱落也失去极微量的铁。

(六)铁的需要量

小儿由于生长发育,每天需摄入的铁量相对较成人多。成熟儿自生后 4 个月至 3 岁每天需铁 0.5～1.5 mg(食物中每天需供铁 5～15 mg);早产儿需铁较多,约为 2 mg;各年龄小儿每天摄入总量不宜超过 15 mg。

(七)胎儿和儿童期铁代谢特点

1.胎儿期铁代谢特点

胎儿通过胎盘从母体获得铁,孕早、中期获铁较少,孕后期的 3 个月获铁量最多,平均每天可从母体获 4 mg 铁。故足月儿从母体所获得的铁足够其生后 4～5 个月内之用;而早产儿从母体所获的铁较少,容易发生缺铁。研究表明,如孕妇严重缺铁,由于母体转铁蛋白受体的代偿性增加和胎盘摄铁能力的下降,可影响胎儿获取铁量。

2.婴幼儿期铁代谢特点

足月新生儿体内总铁量约为 75 mg/kg,其中 25% 为贮存铁。生后由于"生理性溶血"释放的铁较多,随后是"生理性贫血"期造血相对较低下,加之从母体获取的铁一般能满足 4 个月之需,故婴儿早期不易发生缺铁。但早产儿从母体获取铁少,且生长发育更快,可较早发生缺铁。约 4 个月龄以后,从母体获取的铁逐渐耗尽,加上此期生长发育迅速,造血活跃,因此对膳食铁的需要增加,而婴儿主食人乳和牛乳的铁含量均低,不能满足机体之需,贮存铁耗竭后即发生缺铁,故 6 个月至 2 岁的小儿缺铁性贫血发生率高。

3.儿童期和青春期铁代谢特点

儿童期一般较少缺铁,此期缺铁的主要原因是偏食使摄取的铁不足,或是食物搭配不合理使铁的吸收受抑制;肠道慢性失血也是此期缺铁的原因。青春期由于生长发育迅速而对铁的需要量增加,初潮以后少女如月经过多造成铁的丢失也是此期缺铁的原因。

二、病因

(一)储铁不足

早产、双胎或多胎,以及孕妇严重缺铁等可使胎儿从母体获得的铁减少,胎儿失血可使胎儿铁丢失,以上因素和孕妇严重缺铁等导致胎儿储铁减少。

(二)铁摄入量不足

这是营养性缺铁性贫血的主要原因。人乳、牛乳、谷物中含铁量均低,如不及时添加含铁较多的辅食,容易发生缺铁性贫血。

(三)生长发育因素

婴儿期发育较快,5个月时和1岁时体重分别为出生时的2倍和3倍;随着体重增加,血容量也增加较快,1岁时血循环中的血红蛋白增加2倍;未成熟儿的体重及血红蛋白增加倍数更高;如不及时添加含铁丰富的食物,则易致缺铁。

(四)铁的吸收障碍

食物搭配不合理可影响铁的吸收。慢性腹泻不仅铁的吸收不良,而且从粪便排出的铁也增加。

(五)铁的丢失过多

正常婴儿每天排泄铁量相对比成人多。每毫升血约含铁0.5 mg,长期慢性失血可致贫血,如肠息肉、钩虫病等可致慢性失血,用不经加热处理的鲜牛奶喂养的婴儿可因对牛奶过敏而致肠出血,每天失血约0.7 mL。

三、发病机制

(一)缺铁对血液系统的影响

铁是合成血红蛋白的原料,缺铁时血红素形成不足,血红蛋白合成减少,导致新生的红细胞内血红蛋白含量不足,细胞质不足,细胞变小;而缺铁对细胞的分裂、增殖影响较小,故红细胞数量减少程度不如血红蛋白减少明显,从而形成小细胞低色素性贫血。

缺铁经过3个阶段才发生贫血。①铁减少期:此阶段体内储存铁已减少,但供红细胞合成血红蛋白的铁尚未减少;②红细胞生成缺铁期:此期储存铁进一步耗竭,红细胞生成所需的铁亦不足,但循环中血红蛋白的量尚正常;③缺铁性贫血期:此期出现小细胞低色素性贫血,还有一些非造血系统的症状。

(二)缺铁对其他系统的影响

缺铁可影响肌红蛋白的合成。人体内有多种酶均含有与蛋白质结合的铁,这些含铁酶与生物氧化、组织呼吸、神经介质分解与合成有关。当铁缺乏时,这些含铁酶的活性减低,造成细胞功能紊乱,尤其是单胺氧化酶的活性降低,造成重要的神经介质如5-羟色胺、去甲肾上腺素、肾上腺素及多巴胺发生明显变化,不能正常发挥功能,因而产生一些非造血系统的表现,如体力减弱、易疲劳、表情淡漠、注意力难于集中、注意力减退和智力减低等。缺铁还可引起组织器官的异常,如口腔黏膜异常角化、舌炎、胃酸分泌减少、脂肪吸收不良和反甲等。此外,缺铁还可引起细胞免疫功能降低,对感染的易感性增高。

四、临床表现

任何年龄均可发病,以 6 个月至 2 岁最多见。发病缓慢,其临床表现随病情轻重而有不同。

(一)一般表现

皮肤黏膜逐渐苍白,以唇、口腔黏膜及甲床较明显。易疲乏,不爱活动。年长儿可诉头晕、眼前发黑、耳鸣等。

(二)髓外造血表现

由于骨髓外造血反应,肝、脾可轻度肿大;年龄愈小、病程愈久、贫血愈重,肝、脾大愈明显。

(三)非造血系统症状

1.消化系统

食欲减退,少数有异食癖;可有呕吐、腹泻;可出现口腔炎、舌炎或舌乳头萎缩;重者可出现萎缩性胃炎或吸收不良综合征。

2.神经系统

表现为烦躁不安或萎靡不振,精神不集中、记忆力减退,智力多数低于同龄儿。由此影响到儿童之间的交往,以及模仿和学习成人的语言和思维活动的能力,以致影响心理的正常发育。

3.心血管系统

明显贫血时心率增快、心脏扩大,重者可发生心力衰竭。

4.其他

因细胞免疫功能降低,常合并感染。可因上皮组织异常而出现反甲。

五、辅助检查

(一)血象

外周血涂片可见红细胞大小不等,以小细胞为多,中央淡染区扩大。平均红细胞容积<80 fl,平均红细胞血红蛋白量<26 pg,平均红细胞血红蛋白浓度<0.31,红细胞宽度升高。网红细胞数正常或轻度减少。白细胞、血小板一般无改变。

(二)骨髓象

骨髓象呈增生活跃,以中、晚幼红细胞增生为主。各期红细胞均较小,细胞质少,染色偏蓝,显示胞质成熟程度落后于胞核。粒细胞和巨核细胞系一般无明显异常。

(三)铁代谢的检查

1.血清铁蛋白

血清铁蛋白值可较敏感地反映体内贮存铁情况,其放射免疫法测定的正常值:成人男性为 92～124 $\mu g/L$,女性为 23～89 $\mu g/L$;<3 个月婴儿为 194～238 $\mu g/L$,3 个月后为 18～91 $\mu g/L$;低于 12 $\mu g/L$,提示缺铁。由于感染、肿瘤、肝脏和心脏疾病时血清铁蛋白明显升高,故当缺铁合并这些疾病时其血清铁蛋白值可不降低。

2.红细胞游离原卟啉

缺铁时由于红细胞内缺铁,红细胞游离原卟啉不能完全与铁结合成血红素,血红素减少又反馈性地使红细胞游离原卟啉合成增多,未被利用的红细胞游离原卟啉在红细胞内堆积,导致红细胞游离原卟啉值增高,这是红细胞内缺铁的证据。当红细胞游离原卟啉>0.9 $\mu mol/L$(500 $\mu g/dL$)即提示细胞内缺铁。如血清铁蛋白值降低、红细胞游离原卟啉升高而未出现贫血,这是红细胞生成缺铁期的典型表现。红细胞游离原卟啉增高还见于铅中毒、慢性炎症和先天性原卟啉增多症。

3.血清铁、总铁结合力和转铁蛋白饱和度

三项检查是反映血浆中铁含量,通常在缺铁性贫血期才出现异常,即血清铁和转铁蛋白饱和度降低,总铁结合力升高。血清铁的正常值为 12.8～31.3 $\mu mol/L$(75～175 $\mu g/dL$),9.0～10.7 $\mu mol/L$(50～60 $\mu g/dL$)有意义,但其生理变异大,并且在感染、恶性肿瘤、类风湿关节炎等多种疾病时也可降低。总铁结合力>62.7 $\mu mol/L$(350 $\mu g/dL$)有意义;其生理变异较小,在病毒性肝炎时可增高。转铁蛋白饱和度<15%有诊断意义。

4.其他铁代谢参数

红细胞内碱性铁蛋白在铁减少期即开始减少且极少受炎症、肿瘤、肝病和心脏病等因素影响,因而认为是检测缺铁较敏感而可靠的指标。血清可溶性铁蛋白受体测定,如>8 mg/L 为红细胞生成缺铁期的指标。

5.骨髓可染铁

骨髓涂片用普鲁士蓝染色镜检,观察红细胞内的铁粒细胞数,如<15%,提示储存铁减少(细胞内铁减少),细胞外铁也减少。这是一项反映体内贮存铁的敏感而可靠的指标。

六、诊断与鉴别诊断

(一)诊断

根据病史特别是喂养史、临床表现和血象特点,一般可作出初步诊断。进一步作有关铁代谢的生化检查有确诊意义。必要时可作骨髓检查。用铁剂治疗有效可证实诊断。

(二)鉴别诊断

主要与各种小细胞低色素贫血的鉴别:地中海贫血、异常血红蛋白病、维生素 B_6 缺乏性贫血、铁粒幼红细胞性贫血、先天性无转铁蛋白血症等可表现为小细胞低色素性贫血,可根据各病临床特点和实验室检查特征加以鉴别。

七、治疗

主要原则为去除病因和补充铁剂。

(一)一般治疗

加强护理,保证充足睡眠;避免感染,如伴有感染者积极控制感染;重度贫血者注意保护心脏功能。根据患儿消化能力,适当增加含铁质丰富的食物。注意饮食的合理搭配,以增加铁的吸收。

(二)去除病因

对饮食不当者应纠正不合理的饮食习惯和食物组成,有偏食习惯者应予纠正。如有慢性失血性疾病,如钩虫病、肠道畸形等,应予及时治疗。

(三)铁剂治疗

1.口服铁剂

铁剂是治疗缺铁性贫血的特效药,应尽量采用口服法给药;二价铁盐容易吸收,故临床均选用二价铁盐制剂。口服铁剂品种较多,但仍以硫酸亚铁最为常用,婴幼儿可用 2.5% 硫酸亚铁合剂;口服铁剂的剂量为元素铁每天 4～6 mg/kg,分 3 次口服,一次量不应超过元素铁 1.5～2 mg/kg。口服铁剂以两餐之间口服为宜,既可减少对胃黏膜的刺激,又利于吸收。为减少胃肠不良反应,可从小剂量开始,如无不良反应,可在 1～2 天内加至足量。同时服用维生素 C,可使三价铁还原成二价铁,使其易于溶解,增加吸收。牛奶、茶、咖啡及抗酸药等与铁剂同服均可影响铁的吸收,故以上食物或药物不宜与铁剂同时口服。

近年国内、外采用每周口服 1～2 次方法代替每天 3 次防治缺铁性贫血,疗效肯定且小儿对口服铁剂依从性增加。

2.注射铁剂

注射铁剂较容易发生不良反应,甚至可发生变态反应致死,故应慎用。

(1)适应证:①诊断肯定但口服铁合剂后无治疗反应者;②口服后胃肠反应严重,虽改变制剂种类、剂量及给药时间仍无改善者;③由于胃肠疾病胃肠手术后不能应用口服铁剂或口服铁剂不良者。

(2)铁剂治疗后反应:口服铁剂 12～24 小时后,细胞内含铁酶开始恢复,临床症状好转,烦躁精神症状减轻,食欲增加;36～48 小时开始出现红系统增生现象;网织红细胞于服药后 48～72 小时开始增多,5～7 天达高峰,以后逐渐下降,2～3 周后下降至正常;治疗 1～2 周后血红蛋白逐渐增多,1～3 周每天上升 1～3 g/L,以后减慢,通常于治疗 3～4 周达到正常;如 3 周内血红蛋白上升不足20 g/L,注意寻找原因,如剂量不足、制剂不良、影响铁吸收因素存在或有继续失血。如治疗反应满意,血红蛋白恢复正常后再继续服用铁剂 6～8 周,以增加铁储存。

(3)铁剂的不良反应:口服铁剂可有恶心、呕吐、腹泻或便秘、黑便、食欲减退、胃部不适等反应。肌内注射铁剂时局部疼痛、荨麻疹,还可有发热、关节痛、头痛或局部淋巴结肿大,个别发生过敏性休克。静脉注射可发生局部静脉痉挛、静脉炎,如外溢可引起剧痛和炎症;全身反应轻者面部潮红、头痛、头晕,重者肌肉酸痛、发热、寒战、恶心、呕吐,严重者可气促、前胸压迫感、心动过速、出大汗,个别亦可发生过敏性休克。

(四)输红细胞

其适应证如下:①贫血严重,尤其是发生心力衰竭者;②合并感染者;③急需外科手术者。贫血愈严重,每次输红细胞的量愈应少些。血红蛋白在 30 g/L 以下者,应采用等量换血方法;血红蛋白在 30～60 g/L 者,每次可输注浓缩红细胞 5～10 mL/kg;贫血为轻至中度者,不必输血或红细胞。

第二节　巨幼细胞性贫血

巨幼细胞性贫血是因叶酸或维生素 B_{12} 缺乏而致的大细胞性贫血。以外周血红细胞体积变大,中性粒细胞核分叶增多和骨髓粒、红细胞系巨幼变为特点。

临床表现为贫血及胃肠道和神经系统症状。

一、诊断要点

(一)临床表现

1.贫血症状

起病隐匿,特别是维生素 B_{12} 缺乏者,常需数月。一般中、重度贫血。严重者可有轻度黄疸。白细胞和血小板减少者可有感染和出血。

2.胃肠道症状

叶酸缺乏者常有消化道症状如厌食、腹胀、腹泻、便秘、反复发作舌炎和舌面光滑等。

3.神经系统症状

维生素 B_{12} 缺乏者常有神经系统症状,表现为表情呆滞、智力发育倒退、对周围无反应、少哭、不笑、嗜睡等。

上述 3 组症状可同时存在,也可单独发生,同时存在时严重程度不一。

(二)实验室检查

1.血常规

大细胞正色素性贫血。常全血细胞减少,但白细胞和血小板减少的程度轻;血细胞形态为大卵圆形,红细胞增多和中性粒细胞核分叶过多。网织红细胞计数正常或轻度增高。

2.骨髓检查

骨髓明显增生,红细胞系呈典型的巨幼红细胞生成,粒细胞系统和巨核细胞系统亦有巨幼变,胞质比胞核发育成熟,血小板生成障碍。

3.生化检查

血清维生素 B_{12} 浓度测定(放射免疫法)＜74 pmol/L 或 100 ng/mL。血清叶酸浓度测定(放射免疫法)＜6.91 nmol/L 或 3 ng/mL。

(三)诊断标准

根据病史和临床表现,血象呈现大细胞性贫血伴中性粒细胞核分叶过多应考虑巨幼细胞性贫血的可能;骨髓中典型的巨幼红细胞生成是诊断的主要依据;血清叶酸和维生素 B_{12} 测定具有确诊意义;叶酸或维生素 B_{12} 治疗有效具有鉴别诊断的作用。

二、鉴别要点

(一)红白血病

骨髓可见大量巨幼红细胞,但常伴有多少不一的原幼粒细胞。血清叶酸或维生素 B_{12} 均不减少。叶酸或维生素 B_{12} 治疗无效。

(二)脑发育不全

多于生后即出现发育迟缓,除神经系统症状外,尚有智力低下,无贫血表现,维生素 B_{12} 治疗后神经症状无改善。

(三)其他疾病

应与伴有骨髓巨幼样变的其他疾病鉴别,如骨髓增生异常综合征、慢性再生障碍性贫血、甲状腺功能减退症、肿瘤化疗后等。

三、治疗要点

(一)去除病因

治疗基础疾病;母乳喂养婴儿及时添加辅食,纠正偏食和不良的烹调习惯。

(二)补充叶酸和维生素 B_{12}

缺乏叶酸者,口服叶酸 $5\sim15$ mg/d,一般持续 $3\sim4$ 周,同时服用维生素 C;肠道吸收不良者,可肌内注射亚叶酸钙 $3\sim6$ mg/d,直致贫血被纠正和病因被去除,如合并缺铁应补充铁剂;缺乏维生素 B_{12} 者,应用剂量为每次 $500\sim1\,000$ μg,肌内注射;有神经系统症状者剂量应稍大且维持治疗,宜 2 周 1 次;禁忌维生素 B_{12} 缺乏者单用叶酸治疗。

第三节 再生障碍性贫血

再生障碍性贫血(简称再障)是一种由多种原因引起的骨髓衰竭综合征,临床上常表现为二系或全血细胞减少而肝、脾、淋巴结不肿大为特征。再障可分为先天性和获得性两大类。先天性再障主要包括范科尼贫血、先天性角化不良、儿童胰腺功能不全并中性粒细胞减少综合征、先天性纯红细胞再生障碍性贫血和先天性无巨核细胞性血小板减少症等。有明确病因如药物、放射损伤、病毒感染等所致的再障称为继发性获得性再障;无明确致病因素者称为特发性获得性再障。

一、病因

(一)特发性再障

特发性再障的原因不明。

(二)遗传性

1.遗传因素

如范科尼贫血,先天性纯红再障、先天性角化不良和先天性无巨核细胞性血小板减少症等。

2.其他

如阵发性睡眠性血红蛋白尿,主要由血细胞膜 CD55、CD59 先天缺陷所致。

(三)继发性

1.药物及化学因素

已有几十种药物引起再障的报告,其中以氯霉素诱发最多见。药物引起再障机制可能是由于:①毒性反应,这与剂量大小有关,多数可逆;②个体特敏性,其与药物剂量无相关性,常不可逆。接触化学因素如苯、油漆、汽油、农药等也与再障发生有关。

2.物理因素

如各种电离辐射。

3.感染因素

感染因素包括细菌(如伤寒沙门菌)、病毒、寄生虫(如疟原虫)等。

二、发病机制

(一)多能造血干细胞缺乏或缺陷

患儿 $CD34^+$ 细胞数量明显减少,造血干细胞增殖能力下降。再障患儿的造血干细胞对造血生长因子反应性降低。部分患者端粒酶活性明显降低。

(二)造血微环境缺陷

造血微环境包括骨髓的微循环和基质。正常骨髓微环境是维持正常造血的必要条件。基质细胞可分泌许多细胞生长因子,如干细胞因子、白细胞介素-3、白细胞介素-11 等,它们具有刺激造血细胞增殖、分化等功能。再障患儿可能存在造血微环境的缺陷。

(三)免疫紊乱

细胞免疫紊乱导致造血细胞增殖调节异常。实验资料提示为数不少的再障患者常有抑制性/细胞毒性 T 细胞增多,辅助性 T 细胞减少,特别是调节性 T 细胞显著减少,CD4$^+$/CD8$^+$ 比值倒置。

三、临床表现、分型和诊断标准

本病主要以进行性贫血、皮肤黏膜和(或)内脏出血和反复感染为特点,而多无肝、脾及淋巴结肿大为特征。符合上述再障诊断标准者,根据骨髓病理及外周血细胞计数分型如下。

(一)重型再障

(1)骨髓有核细胞增生程度为 25%～50%,残余造血细胞少于 30% 或有核细胞增生程度低于 25%。

(2)外周血象应该至少符合以下 3 项中的 2 项:①中性粒细胞的绝对值 $<0.5\times10^9$/L;②血小板计数$<20\times10^9$/L;③网织红细胞绝对值$<20\times10^9$/L。

(二)极重型再障

除满足重型再障条件外,中性粒细胞绝对值$<0.2\times10^9$/L。

(三)非重型再障

未达到重型再障和极重型再障诊断标准者。

四、实验室检查

(1)血象:外周血三系细胞减少,通常为大细胞性正色素性贫血。网织红细胞$<1\%$;白细胞总数大多降低,特别是中性粒细胞计数大多低于正常,常出现淋巴细胞相对值增高,血小板计数必定低于正常。

(2)骨髓象:急性型者为增生低下或重度低下,慢性型者多呈增生不良,可见灶性增生。巨核细胞明显减少,非造血细胞增多,骨髓小粒中淋巴细胞加非造血细胞常$>50\%$。可见骨髓内网状细胞、组织嗜碱性粒细胞、淋巴细胞明显增多。

(3)血清促红细胞生成素水平明显增加。

(4)CD8$^+$ T 细胞升高,CD4$^+$/CD8$^+$ 比值倒置,调节性 T 细胞大多降低。

(5)造血干/祖细胞培养:粒细胞单核细胞集落生成单位、红细胞集落生成单位、红系爆式集落形成单位均减少。

五、诊断标准

(一)临床表现

主要表现为血细胞减少的相应临床表现,如贫血、出血、感染。一般无肝、脾、淋巴结肿大。

(二)实验室检查

1.血常规检查

红细胞、粒细胞和血小板减少,至少符合以下 3 项中的 2 项:①血红蛋白 $<100\ g/L$;②血小板 $<100\times10^9/L$;③中性粒细胞绝对值 $<1.5\times10^9/L$(如为两系减少则必须包含血小板减少)。

2.骨髓穿刺检查

骨髓有核细胞增生程度减低,骨髓小粒造血细胞减少,非造血细胞比例增高;巨核细胞明显减少或缺如,红系、粒系可明显减少。

3.骨髓活检

骨髓有核细胞增生减低,巨核细胞减少或缺如,造血组织减少,脂肪和(或)非造血细胞增多,无纤维组织增生,网状纤维染色阴性,无异常细胞浸润。如骨髓活检困难可行骨髓凝块病理检查。

(三)其他

除外可致全血细胞减少的其他疾病。

六、鉴别诊断

再障须与白血病、骨髓增生异常综合征、骨髓纤维化、阵发性睡眠性血红蛋白尿症、严重缺铁性贫血、巨幼细胞性贫血、脾功能亢进、骨髓转移瘤、噬血细胞综合征、恶性组织细胞病、恶性淋巴瘤等鉴别。鉴别的主要依据为骨髓涂片、骨髓活检及相应的细胞和分子生物学检查结果。

七、治疗

由于再障的发病原因与发病机制复杂,且目前对各种类型再障的病因尚未完全阐明,因此,再障的治疗主要采用国际和国内的诊疗指南或建议结合临床经验进行。先天性或遗传性再障根据严重程度采取合适的治疗方法,轻型者单纯对症治疗即可,中、重型者在进行必要的对症治疗的同时,及时进行造血干细胞移植治疗以达到根治的目的。

(一)急性再障(重型再障)的治疗

1.去除病因

对一切可疑的致病因素,均应立即停止接触、应用。

2.防治感染

急性再障预后凶险,病死率可高达 80% 以上,死亡的主要原因之一是严重感染。患儿应隔离保护,输注新鲜血浆、丙种球蛋白等,以增加患儿对感染的抵抗力。一旦出现感染,应及早使用强力有效的抗生素。

3.防止出血

颅内出血或其他脏器严重出血是本病致死的另一重要原因。当血小板计数下降至 $20 \times 10^9/L$ 时,出血的机会大大增加,应积极输注足量的血小板或新鲜全血。

4.纠正贫血

当血红蛋白 ≤70 g/L,应输注红细胞悬液。但如病情进展迅速,血红蛋白 <40 g/L 时,有可能出现贫血性心功能衰竭和组织缺氧的表现,应紧急输血,但输血速度宜缓慢,以防促进心功能衰竭。

5.免疫抑制剂治疗

抗胸腺细胞球蛋白或抗淋巴细胞球蛋白,环孢素 A,大剂量甲泼尼龙,大剂量丙种球蛋白。

6.异基因造血干细胞移植

异基因造血干细胞移植适用于重型再障,病程早期进行移植成活率极高。移植物采用血清巨细胞病毒阴性的骨髓或粒细胞集落刺激因子动员的外周血干细胞或脐带血。只要患儿无严重器官功能障碍或难治的感染存在时,应尽早(确诊后 2～3 周)进行移植。同胞全相合供者首选,如无同胞相合供者,则应选用抗胸腺细胞球蛋白＋环孢素 A 免疫抑制治疗,无效者,可选用异基因骨髓或外周血造血干细胞移植,治愈率可达 65%～85%。

(二)慢性非重型再障的治疗

慢性非重型再障的发病机制以造血微循环的缺陷为主,其中一部分发展成重型再障,则与免疫紊乱抑制造血功能有关。

(1)雄性激素:如司坦唑醇片等。

(2)促进造血功能的细胞因子:如重组人粒-巨噬细胞集落刺激因子及粒细胞集落刺激因子等。

（3）中药：中西医结合可提高疗效。

八、预后

一般年幼的患儿，无出血感染等症状，中性粒细胞$>0.5\times10^9$/L，血小板数$>20\times10^9$/L，骨髓增生型预后较佳。急性再障预后较差，如未能得到有效治疗者，绝大多数 1 年内死亡，有的甚至 2～3 个月内死亡。慢性再障经过治疗后大多数能长期存活，约 1/3 治愈或缓解，1/3 明显进步，1/3 仍迁延不愈，少数患儿死亡。死亡原因有脑出血或败血症，有的合并继发性含铁血黄素沉着症，死于肝脏功能衰竭、心力衰竭或糖尿病。

第四节　免疫性血小板减少症

免疫性血小板减少症是指既往健康儿童发生仅有血小板减少合并相关出血为主要表现的一种疾病，为儿童最常见的出血性疾病。儿童免疫性血小板减少症有 50％～80％是因病毒感染或免疫接种后诱发。病毒感染后使机体产生相关抗体，可与血小板发生交叉反应，引起血小板被网状内皮细胞吞噬破坏，随着病原体被清除，疾病不经治疗可自然缓解，呈自限性。另有 20％～30％是由机体产生抗血小板的抗体所致，病程呈慢性、迁延过程，常需免疫干预。

一、诊断要点

（一）临床表现

发病前常有病毒感染史或免疫接种史；无家族史；仅以出血为主，一般不伴其他表现；出血症状常轻微，以皮肤出血点为主；严重可出现瘀斑、皮下血肿、口腔和鼻黏膜出血，少数严重者甚至有消化道、颅内出血；仅有同血小板减少相符或更轻的出血表现，而无其他临床体征。

（二）实验室检查

1.血常规

血小板减少而无其他异常，或有出血造成的贫血。可见异常淋巴细胞和嗜酸性粒细胞。

2.骨髓象

增生旺盛,粒、红系统无异常,巨核系统多增生,但有成熟障碍。

3.血小板抗体检测

血小板抗体检测常为阳性,但目前已不作为诊断指标;而血小板特异性抗体可作为诊断指标。

4.其他

尿常规、血生化、血沉、C 反应蛋白、自身抗体、细胞/体液免疫功能、血小板生成素、心电图、胸片、腹部 B 超、四肢长骨片及病原学检查等,有利于排除其他疾病。

(三)诊断标准

缺乏"黄金指标",是一种排除性诊断。依据病史、体格检查、全血细胞计数和外周血涂片,除外其他原因的血小板减少后诊断成立。应至少 2 次化验血小板计数减少,血细胞形态无异常,脾脏一般不增大,骨髓检查巨核细胞数增多或正常、有成熟障碍,排除其他继发性血小板减少症,如假性血小板减少、先天性血小板减少、自身免疫性疾病、甲状腺疾病、药物诱导的血小板减少等。

(四)分型

根据发病持续时间分型:①新诊断,血小板减少持续时间<3 个月;②持续性,血小板减少持续时间在 3～12 个月之间,包括没有自发缓解的患儿或停止治疗后不能维持完全缓解的患儿;③慢性,血小板减少持续时间>12 个月。

二、鉴别要点

(一)假性血小板减少症

因试验技术或其他原因造成血小板计数与实际不相符。可手工末梢血涂片,在显微镜下进行检查排除。

(二)生成不良性血小板减少

因病理原因造成骨髓内巨核细胞减少所致的血小板减少,如白血病、骨髓增生异常综合征、恶性病骨髓侵犯、再障等。

(三)先天性血小板减少

先天血小板异常造成血小板减少,如维斯科特-奥尔德里奇综合征、巨大血小板病等。

(四)继发性免疫性血小板减少

由其他系统性免疫性疾病导致的免疫性血小板减少,如系统性红斑狼疮、抗磷脂综合征等,同时伴有其他系统、器官的免疫损伤表现,实验室检查除有特异性血小板抗体外,也有针对其他组织的特异性抗体。

(五)消耗性血小板减少

其他病因造成血小板消耗性减少,如卡梅综合征,因患者体内存在血管结构异常的巨大血管瘤而引起;感染、创伤、肿瘤性疾病所致的弥散性血管内凝血,常有原发病表现及血浆 D-二聚体上升;血栓性微血管病性溶血性贫血,如溶血尿毒综合征和血栓性血小板减少性紫癜,在血小板减少的同时常有血管内溶血表现和微血管功能不全表现。

(六)分布异常性血小板减少

人体内 1/3 的血小板储存于脾脏,当各种原因引起脾脏增大时,会有更多血小板分布于脾脏造成血小板减少。

三、治疗要点

(一)目的

控制出血、减少血小板破坏,使血小板数量满足机体止血需要,而不是过分强调使血小板达到正常数量。

(二)原则

血小板 $\geqslant 30 \times 10^9/L$,无出血表现,且不从事增加出血危险的活动,发生出血的危险性较小,可不予治疗,仅观察和随访。若有出血症状,无论血小板减少程度高低,都应该积极治疗。

(三)一般治疗

发病初期,应减少活动,避免创伤,重度者卧床休息。积极预防及控制感染,给予足量液体和易消化软食,避免口腔黏膜损伤。为减少出血倾向,常给大量维生素 C。局部出血者压迫止血,若出血严重或疑有颅内出血者,应积极采取各种止血措施。

(四)临床观察和等待

对血小板 $\geqslant 30 \times 10^9/L$,无明显出血症状或体征,且近期无手术的患儿作临床观察,动态监测血小板数及出血倾向。若有感染积极控制感染。自然病程:

70%～75%的患儿在1年内缓解,之后5年内仍有50%的患儿可获得自然缓解。

(五)一线治疗

1.糖皮质激素

国内外学者推荐指征为血小板<$30×10^9$/L,或伴有明显出血症状或体征的患儿。泼尼松常规剂量为1～2 mg/(kg·d),最大量60 mg/(m²·d);初始可选择静脉滴注,待出血倾向改善、血小板上升改口服(等剂量换算);血小板正常后缓慢减量至停药观察。如糖皮质激素治疗2～4周仍无反应者应尽快减量和停用,并寻找原因。

2.静脉注射用丙种球蛋白

重度出血或短期内血小板进行性下降者选用。其作用机制为中和以及抑制抗体产生,有效率达75%。剂量为每天0.4 g/kg,连用3～5天,或每天1 g/kg,连用2天。

(六)二线治疗

可选择脾切除、利妥昔单抗、血小板生成素及其受体激动剂。

(七)三线治疗

有小规模、无对照的研究显示,某些免疫抑制剂单独或联合应用也有效,包括硫唑嘌呤、环磷酰胺、霉酚酸酯和环孢素等,但缺乏充分的安全性分析,仅用于一线和二线治疗无效或不能应用的患儿。

第九章

儿 童 保 健

第一节　各年龄期儿童的保健重点

儿童处于不断生长发育的动态变化过程中,各器官系统逐渐长大、发育完善和功能成熟。根据儿童生长发育的特点,将儿童年龄划分为 7 个时期,各期之间既有区别又有联系,不同时期的儿童有不同的保健重点。

一、胎儿期及围生期保健重点

胎儿期是指从受精卵形成到胎儿娩出前。妊娠全过程约为 280 天,以 4 周(28 天)为 1 个妊娠月,共 10 个妊娠月。受精后 8 周称为胚胎期,是主要器官结构完成分化的时期;受精后 9 周起称为胎儿,是各器官进一步发育渐趋成熟的时期。

围生期指胎龄满 28 周到出生后 7 天,包括妊娠后期、分娩过程和新生儿早期。此期是胎儿经历从依赖母体到新生儿依靠自己的呼吸器官摄入氧气,依靠自己的消化系统摄入营养独立存活的巨大变化,在这阶段中的胎儿和新生儿则称为围生儿。围生儿很容易受到胎内、分娩过程中及出生后各种因素的影响而患病,甚至死亡。

胎儿依赖于母体而生存,所以胎儿的生长发育与母体密切相关,胎儿期保健就是通过对孕妇的系统保健达到保护胎儿宫内生长直至最终安全分娩的目的。胎儿期保健的重点是预防先天性畸形、胎儿生长受限、宫内感染、早产、围生期窒息,预防先天性发育不全及遗传性疾病。

(一)预防遗传性疾病

预防遗传性疾病要从婚前开始,禁止近亲结婚;对有遗传性疾病家族史,家庭中有多例原因不明疾病患者需要通过咨询预测风险率,必要时结合相应的筛查诊断技术如基因检测、荧光原位杂交等技术早期诊断遗传性疾病,必要时可终止妊娠。

(二)预防感染

孕妇受到微生物感染特别是病毒感染可损害染色体结构,抑制细胞分化,导致胎儿畸形,甚至智力障碍。妊娠早期感染致畸率可高达 50%,妊娠后期致畸率虽然下降,但是也可以影响胎儿生长发育,导致胎儿生长受限。因此,孕妇应尽量不去人多空气差的公共场所,避免与感染患者接触。

(三)避免化学毒物

铅、苯、汞等化学毒物,饮酒、吸烟(包括被动吸烟)等都可导致胎儿生长发育障碍、先天畸形。

(四)避免接触放射线

胎儿期尤其 3～8 周对放射线非常敏感,可引起多个系统尤其神经系统畸形。

(五)慎用药物

很多药物可以通过胎盘进入胎儿体内,对胎儿造成影响。药物对胎儿的影响与用药的孕周及药物种类有关,孕 3 个月后除性激素类药物外,一般药物不再致畸,但是可能影响胎儿的生长和器官功能。

(六)治疗慢性疾病

孕妇的慢性疾病如糖尿病、甲状腺功能异常、结核等对胎儿影响极大,应在孕前积极治疗,定期产前检查,必要时在医师指导下进行治疗。

(七)保证充足均衡的营养,维持适宜体重增长

胎儿的营养依赖于孕妇,孕妇充足均衡的营养是保证胎儿正常生长发育的根本。孕期的膳食应注意充足热卡和营养均衡,保证热卡摄入,但是避免胎儿营养过剩,根据中国营养学会制定的《中国居民膳食营养素参考摄入量》,孕期热量须比孕前增加 837.2 kJ/d(200 kcal/d);增加优质蛋白质食物的摄入,孕早、中、晚期蛋白质需要量分别增加 5 g/d、15 g/d、20 g/d;孕早、中、晚期钙的适宜摄入量分别为 800 mg/d、1 000 mg/d 和 1 200 mg/d,孕期需要适当增加乳类的摄入,必要时刻额外补充钙。

(八)保持良好的情绪和适量的身体活动

孕妇良好的情绪有助于胎儿的健康和能力的发展,故孕期应心情愉快、保证

充足睡眠,进行适当的身体活动。

(九)高危妊娠的管理

任何影响母婴健康的因素,无论是母亲生理状况、胎盘脐带情况还是胎儿因素都属于高危因素。定期产前检查,及时发现妊娠高危因素并给予干预。

二、新生儿期保健重点

新生儿期是指自胎儿娩出后从脐带结扎到出生后未满 28 天。新生儿期与围生期有 7 天重叠时间。新生儿从宫内完全依赖母体供给营养到离开母体适应宫外环境,需要经历身体各系统解剖和生理功能的巨大变化,是生命最脆弱的时期。

新生儿期保健重点是预防窒息缺氧、寒冷损伤和感染,合理营养喂养。

(一)保暖

新生儿皮下脂肪少,体表面积相对较大,容易散热,棕色脂肪少,受冷时不能通过棕色脂肪产热维持体温,而且新生儿体温调节中枢发育不成熟,体温不稳定,易受环境温度影响出现体温不升、寒冷损伤综合征或发热。新生儿期特别需要注意维持中性环境温度。

新生儿居室温度与湿度需要随气候温度变化而调节,室内温度保持在 20～22 ℃,湿度 55％～60％。注意室内通风。

(二)喂养

新生儿离开母体后需要从外界摄入食物,通过消化道消化吸收获取营养。新生儿出生时就具备最基本的进食动作,即觅食反射和吞咽反射,其口腔小、舌体宽、脂肪垫等均有利于吸吮和吞咽。消化道解剖及功能发育让新生儿可以适应纯乳汁如母乳的营养摄入。新生儿胃肠道内蛋白酶的活性较好,可以消化乳汁中的蛋白质,而多糖酶活性低,消化淀粉的能力差,胃脂肪酶活性高,但胰脂酶和肠脂酶活性不足,故消化脂肪的能力有限,母乳含有一定量的脂肪酶可以补偿消化道脂肪酶的不足。所以,4 个月内的婴儿不适合添加淀粉类和脂肪类食物。

对婴儿来说,母乳是最佳食品,母乳喂养是最理想的喂养方式。母乳营养素种类最全面和比例最恰当,最容易消化和吸收。母乳含有丰富的免疫物质,能提高婴儿抗感染能力。确实因为医学原因不能母乳喂养或母乳不足者可以添加婴儿配方乳。

新生儿时期的喂养不定时,主张按需喂养,特别是母乳喂养。人工喂养者大约每 3 小时喂 1 次。

新生儿时期体重增长是胎儿体重增长趋势的延续。正常情况下,第 1 个月体重增长可达 1～1.5 kg,身长增长可达 4～5 cm。

(三)护理

1.衣物

新生儿衣物(包括床上用品)应使用柔软的棉布制作,勤换勤洗。包裹不宜太紧,允许新生儿四肢自由伸屈。

2.脐带

每天洗澡后用 2％碘伏或 75％乙醇擦脐凹,注意保持脐部清洁和干燥。

3.清洁

新生儿最好勤洗澡保持皮肤清洁,注意皮肤皱褶如腋下、腹股沟处皮肤清洁。

4.特殊生理现象

粟粒疹、马牙、上皮珠、乳房肿大、假月经等生理现象不需要处理,不能用针挑或挤压。

(四)睡眠

新生儿大脑皮质兴奋性低,对外界刺激反应容易疲劳,睡眠时间较长。

(五)预防感染

新生儿居室要通风,保持空气新鲜,成人护理新生儿前需要洗手,新生儿餐具如奶瓶、奶嘴等需要每次煮沸消毒。新生儿时期定期接种疫苗。避免接触患病者。

(六)慎用药物

新生儿肝肾功能都不成熟,某些药如氯霉素容易在体内蓄积发生不良反应,新生儿本身或哺乳的乳母都需慎用药物。

(七)疾病筛查

新生儿出生后应按流程进行新生儿疾病筛查。目前常规的筛查内容包括听力、遗传代谢性疾病如甲状腺功能减退症和苯丙酮尿症等。

(八)家庭访视

正常足月新生儿访视次数不少于 2 次。①首次访视:在出院后 7 天之内进行。如发现问题应酌情增加访视次数。②满月访视:在出生后 28～30 天进行。

高危新生儿根据具体情况酌情增加访视次数,首次访视应在得到高危新生儿出院(或家庭分娩)报告后 3 天内进行。访视时医务人员会结合新生儿出生情况进行喂养和护理指导,通过访视及时发现问题并予以指导,必要时转诊。

三、婴儿期保健重点

婴儿期指从出生到 1 岁之前的时期。这个时期生长发育迅速,对营养需求量高,但是其消化系统发育相对不够完善,容易发生营养和消化道功能紊乱;来自母亲的抗体逐渐减少,自身免疫系统还不成熟,容易发生感染疾病。这个时期的保健重点是合理均衡的营养,进行预防接种预防疾病、定期健康检查早期发现疾病。

(一)合理喂养,促进生长

婴儿期最合理的营养是母乳,母乳可以满足 6 个月内婴儿几乎所有的营养需要,母乳不足或因为医学原因不能母乳喂养时,需要补充或使用配方奶粉替代。

4~6 个月后开始进行食物转换,按照从少到多、从一种到多种、从稀到稠、从细到粗添加。添加辅助食品的最终目的是替代 1~2 次母乳或配方乳,食物转换食品的营养素也必须逐渐全面均衡,这就要求添加的食物种类需要多样化,比例适当。食物转换时注意添加强化铁的米粉、含铁多的红肉等食物,预防缺铁性贫血。固体食物的形状需要与婴儿的牙齿匹配,没有牙齿时只能吃泥糊状食品,随着牙齿的增多食物逐渐变粗,20 颗牙齿出齐后食物可以接近成人食品。但是进食干果类食物时应注意误吸引起窒息。

食物转换时需要观察婴儿大便、全身情况,注意有无消化不良和过敏表现。食物转换的同时注意培养婴儿进食习惯,如固定餐位、不强迫进食等。

母乳喂养的婴儿需要补充维生素 D 400 IU/d,人工喂养者根据配方乳中维生素 D 含量决定维生素 D 的补充量。

(二)定期健康检查

婴儿期是体格生长最迅速的阶段,需要定期健康检查,可以早期发现生长发育偏离、营养性疾病,早期干预。教会父母使用生长曲线图,通过生长曲线图了解婴儿生长速度、营养状况及其动态变化。

注意营养性缺铁性贫血、营养性维生素 D 缺乏性佝偻病的防治。

(三)预防感染

出生后的新生儿就开始在医院接受预防接种,出院后尽快在住家附近的医疗保健机构建立预防接种卡,接受定期预防接种,预防疾病。

四、幼儿期保健重点

自1岁至满3周岁之前为幼儿期。此期体格生长速度减慢,而智能发育加快,语言、思维、社交能力的发育迅速,但识别危险的能力和自我保护的能力不足,容易发生意外。

(一)合理营养

食物种类接近成人,但是食物性状需要由牙齿决定。萌牙数目越接近20颗,食物性状越接近成人。培养幼儿自己进食的能力,防止强迫进食,不吃零食。乳类仍然需要每天2~3次,400~600 mL/d。如果母乳充足,仍然可以母乳喂养,但是注意防止含着乳头睡觉,或者把妈妈的乳头当安抚奶嘴。

(二)定期健康检查

3~6个月1次健康检查,继续使用生长曲线图监测生长,防止营养不良和肥胖,发现生长偏离及时进行相关检查。重视视力、口腔保健,定期检查视力和口腔,检查外生殖器,注意有无阴唇粘连、隐睾、包茎,发现问题及时转专科治疗。

(三)预防疾病,预防意外发生

这个时期要按时进行预防接种。幼儿活动范围扩大,喜欢探索未知世界,但是对危险缺乏识别能力和自我保护意识,容易发生意外伤害,防止烫伤、跌伤、溺水、触电、异物吸入、药物中毒等意外发生。

(四)促进语言、运动、认知能力发展

幼儿期儿童神经精神发育迅速,应注意语言、运动和认知能力的发展。

1.促进语言发育

1~3岁是语言发展的关键时期,应给幼儿提供良好的语言环境。①多说:结合日常生活中接触的食物,以正确的语法、发音多与幼儿说话,鼓励幼儿模仿;②讲故事:使用简洁易懂的语言给幼儿讲故事,并鼓励幼儿重复;③多读书:跟幼儿一起阅读,从简单图片过渡到配有插图的彩绘本,再到以文字为主的阅读,培养儿童的阅读习惯。

2.促进动作发育

1~3岁幼儿是从学走路到独自走稳,再会跑、跳、爬高等动作,同时精细动作也逐渐发展。这个时期要注意提供安全的活动空间,并经常带幼儿进行户外活动,要注意提供机会训练幼儿精细动作,如搭积木、画画、自己进食等。

3.促进认知发展

可以通过游戏等方式培养幼儿探索和认知的能力。比如通过游戏训练幼儿认识颜色、理解数字的概念、学会称呼等等,在游戏过程中训练幼儿的分析、综合和比较的能力,提高幼儿抽象概括的能力。

五、学龄前期保健重点

自 3 周岁至进入小学前(6～7 岁)为学龄前期。此期儿童体格指标稳定增长,智力发育加速,社会交往较前广泛,知识面逐渐扩大。

(一)合理营养

食物种类和形状均接近成人,口味比成人清淡,乳类仍然需要每天 2 次,400～500 mL。培养良好的饮食习惯,不吃零食。

(二)定期健康检查

此期儿童都在幼儿园接受健康检查,及时发现生长偏离,预防营养不良和肥胖。注意培养正确的坐、走的姿势。

(三)预防感染和意外发生

继续按计划预防接种,培养良好的卫生习惯。这个时期儿童活动范围更广,注意防止意外伤害的发生,如车祸、溺水、触电等。

(四)重视视力和口腔保健

1.视力保健

注意保护视力,养成良好的坐姿,定期视力检查,如发现幼儿斜视或注视姿势异常及时到专科就诊。

2.口腔保健

培养儿童早晚刷牙、饭后漱口的良好卫生习惯,每 6 个月到专科口腔检查 1 次,早期发现龋齿,及时治疗。

六、学龄期儿童保健重点

从入小学起(6～7 岁)到进入青春期前为学龄期。学龄期儿童除生殖系统外其他器官的发育已经接近成人水平,对事物具有一定分析、理解能力,认知和心理发展迅速,这是儿童接受知识教育的重要时期,同时也是容易受同学、老师、社会环境影响的时期。这个时期儿童抵抗力增强,发病率降低,但是需要注意用眼卫生、口腔保健,养成良好的坐、立、行姿势,预防精神、情绪和行为等方面异常。

(一)学习能力培养

为儿童提供良好的学习条件,培养儿童良好的学习兴趣和习惯。

(二)合理营养

充足而均衡的营养是保证儿童正常生长、健康心理发育的基础。重视早餐和课间加餐,可以由儿童参与制定菜谱和准备食物,以增强食欲。进行健康营养的宣传。

(三)定期健康检查

每 0.5~1 年进行 1 次健康检查,监测生长发育,早期发现矮身材、肥胖、消瘦等生长偏离,必要时到专科做进一步检查。注意正确的坐姿、书写姿势、行走姿势等,预防脊柱畸形。

(四)体格锻炼

每天进行适当的户外活动和身体锻炼,以增强身体抵抗能力,促进儿童动作和认知能力发展。

(五)疾病预防,防止意外

继续按时预防接种,防止意外伤害包括车祸、溺水、活动时外伤等。

(六)重视视力和口腔保健

1.注意口腔卫生

每天早晚刷牙、饭后漱口,每 6 个月到医院检查牙齿,预防和治疗龋齿。

2.注意用眼卫生

每年 1 次视力检查,注意正确的书写、阅读姿势,预防屈光不正。

七、青春期保健重点

青春期年龄女性为 11~12 岁至 17~18 岁,男性为 13~14 岁至 18~20 岁。从第二性征出现到生殖功能基本发育成熟、身高停止增长的时期为青春期。女孩青春期第一个表现是乳房发育,男孩是睾丸增大。此期儿童在性激素的作用下出现第二个生长高峰,至本期结束各系统已发育成熟,体格生长停止。性发育成熟,但心理和社会适应能力发展相对落后,易受外界环境的影响,容易出现心理、行为和精神方面的问题。

(一)合理营养

青春期生长进入第二高峰,对各种营养素需要增加,养成健康饮食行为,每天三餐,比例适宜,切忌暴饮暴食。这个时期骨骼发育迅速,身体对钙的需要增加,中国营养学会关于青春期每天钙推荐量是1 000 mg,食物摄入不足时应补充钙制剂。

(二)体格锻炼

引导进行积极的体育锻炼,不仅增强体质,也培养了青少年毅力和意志力。

(三)预防青春期心理行为问题

及时进行生理、心理卫生和性知识教育,让青少年树立正确的人生观,建立健康的生活方式。

第二节　儿童保健的具体措施

一、护理

护理是儿童保健的基础内容,但是不同年龄阶段的护理重点不一样。

(一)居室

所有居室都要求阳光充足,有通风通气的条件。对新生儿要求居室温度相对稳定在20～22 ℃,湿度为55％～60％,对幼儿期以上居室温度同成人。培养儿童适应环境的能力。无论是否母乳喂养,出生后都主张母婴同室。

(二)衣着

儿童衣着包括被子、床单都主张使用色浅柔软纯棉织物,衣裤应宽松,最好穿连衣裤或背带裤。存放儿童衣物的衣柜不宜使用樟脑丸。

二、营养

合理的营养是保证儿童正常生长发育的基础。婴儿期最理想的食物是母乳,母乳可以满足6个月内婴儿几乎所有的营养需要,母乳不足或因为医学原因不能母乳喂养时,需要补充或使用配方乳替代。4～6个月开始食物转换,转换的食品是为了替代某餐母乳或配方乳,食物转换的营养素也必须均衡全面,这就要求添加的食物种类需要多样化,比例适当。

三、计划免疫

计划免疫是根据传染病发生情况,结合儿童免疫特点制订有计划、有组织的免疫程序,以达到提高儿童免疫水平,预防、控制传染病的目的。

(一)儿童计划免疫程序

从 1950 年起,我国开始为儿童免费接种牛痘疫苗、卡介苗、百白破疫苗;1978 年,推广实施了世界卫生组织提出的 4 种疫苗,即卡介苗、百白破三联疫苗、脊髓灰质炎疫苗、麻疹疫苗;根据 2007 年扩大免疫规划要求,我国在全国范围内对适龄儿童常规接种乙型肝炎疫苗、卡介苗、脊髓灰质炎疫苗、百白破疫苗、麻疹疫苗、甲型肝炎疫苗、流行性脑脊髓膜炎疫苗、流行性乙型脑炎疫苗、麻风腮疫苗。儿童常规疫苗免疫程序见表 9-1。

表 9-1　儿童常规疫苗免疫程序

疫苗	接种途径	接种年龄
卡介苗	皮内注射	出生
乙肝疫苗	肌内注射	出生、1 月龄、6 月龄
脊髓灰质炎混合疫苗	口服	2 月龄、3 月龄、4 月龄
百白破三联疫苗	肌内注射	3 月龄、4 月龄、5 月龄、18～24 月龄
麻风疫苗/麻疹疫苗	皮下注射	8 月龄
麻风腮疫苗/麻腮疫苗/麻疹疫苗	皮下注射	18～24 月龄
乙型脑炎减毒活疫苗	皮下注射	8 月龄、2 周岁
乙型脑炎灭活疫苗	皮下注射	8 月龄、2 周岁、6 周岁
A 群流脑疫苗	皮下注射	6～18 月龄接种 2 剂次,间隔 3 个月
甲型肝炎减毒活疫苗	皮下注射	18 月龄
甲型肝炎灭活疫苗	肌内注射	18 月龄、24～30 月龄
A＋C 群流脑疫苗	皮下注射	3 周岁、6 周岁
白破疫苗	肌内注射	6 周岁

(二)预防接种反应及处理

预防接种的免疫制剂对人体是一种外来刺激,活疫苗接种实际上是一次轻度感染,灭活疫苗接种是异物刺激,因此接种后一般会引起不同程度的局部或全身反应,分为正常反应和异常反应。

1.正常反应

(1)局部反应:一般在接种疫苗后 24 小时左右局部发生红、肿、热、痛等现象,严重者可引起局部淋巴结肿痛。

(2)全身反应:表现为发热,少数可出现头痛、呕吐、腹痛、腹泻等症状。

目前所使用的制剂绝大多数局部反应和全身反应都很轻微,不需要做任何处理,1～2天后可恢复;严重者需要对症处理。

2.异常反应

异常反应少见。

(1)晕厥:多发生在空腹、精神紧张的儿童,发生后让儿童平卧,服温开水或糖水,密切观察生命体征,一般可在短时间内恢复。

(2)过敏性休克:按照过敏性休克处理,使用肾上腺素、糖皮质激素和抗过敏药物治疗。

四、保护儿童心理健康

心理健康是健康的重要部分,需要按照儿童神经心理发育特点进行诱导、教育,促使儿童具有良好的社会适应能力。

(一)习惯培养

1.睡眠习惯

从出生就培养儿童有规律的睡眠习惯。儿童居室光线应柔和,儿童有自己固定位置的床位;睡前或醒后不拍、不摇、不可使用喂哺的方式催眠;睡前避免过度兴奋,可应用固定乐曲催眠;有相对固定的睡眠作息时间。

2.饮食习惯

随着年龄增长,3～4个月逐渐停止夜间喂奶,即夜间可以少喂一餐;4～6个月逐步引入除奶以外的其他食物,减少以后挑食偏食;能独坐以后进食应有固定餐位,并且训练儿童主动抓取食物和自己用勺进食;进食时不给儿童玩具,不看电视,不做任何分散注意力的事情;由儿童自己决定进食量,不强迫喂食,不追喂。

3.排便习惯

随着食物性状改变和消化功能成熟,大便次数逐渐减少至每天1～2次时可以开始定时训练婴儿排大便。能够用语言表达便意时可以训练控制大小便,单独坐稳后可以开始训练使用坐便器。

4.卫生习惯

从出生开始培养良好的卫生习惯,定时洗澡、剪指甲、换衣裤;不要让儿童随地大小便;萌牙后开始清洗牙齿;养成饭后漱口、餐前便后洗手的习惯;养成不乱扔垃圾的习惯。

(二)社会适应性培养

儿童的社会适应性与性别、年龄、家庭环境、教育方式密切相关。

1.独立能力

从小培养儿童独立能力,比如独自睡觉、自己进食、大小便控制、自己穿衣等。

2.控制情绪

儿童控制情绪的能力与年龄相关,更是受家庭教育方式的影响。家长对儿童的要求和行为需要按照统一的社会标准予以满足或约束,同时,家长在情绪控制方面应树立良好榜样,对儿童的行为问题采用诱导方法而不是强制方法,对儿童正确、积极的行为及时予以表扬和鼓励。

3.社交能力

从小给予儿童积极愉快的感受,比如常常与孩子目光交流,微笑、说话、唱歌,经常抚摸孩子,一起做游戏、讲故事。鼓励儿童与小朋友玩耍并帮助他人,在游戏中学习遵守规则。

4.创造能力

通过游戏、故事、绘画、音乐等等培养孩子的想象力和创造能力。

5.意志

在日常生活、游戏和学习中培养儿童克服困难的意志,增强儿童自觉、坚持、果断、自制能力,增强儿童自信。

五、定期健康检查

散居和托幼机构的儿童都应进行定期健康检查,系统监测儿童生长发育、营养状况,及时发现生长偏离和营养不良。

(一)新生儿访视

由社区卫生服务中心的妇幼保健人员实施,出生后家访4次,目的在于早期发现问题,及时指导处理。家访的内容包括:①了解新生儿出生情况;②回家后生活情况,如生活环境等;③预防接种情况;④喂养与护理指导;⑤体重测量;⑥体格检查,重点注意有无黄疸及程度、脐部有无感染;⑦接受家长的咨询并给出建议和指导。

(二)儿童保健门诊

让儿童定期在妇幼保健机构进行健康检查,教会家长使用生长曲线图,通过连续监测儿童体格生长情况和心理发育状况,及时发现问题并给予指导。

1.定期检查的频度

婴儿期至少4次,建议分别在3、6、8和12月龄;3岁及以下儿童每年至少

2 次,每次间隔 6 个月,时间在 1.5、2、2.5 岁和 3 岁;3 岁以上儿童每年至少 1 次。健康检查可根据儿童个体情况,结合预防接种时间或本地区实际情况适当调整检查时间、增加检查次数。

2.定期检查的内容

询问并记录出生史、喂养史、生长发育史、预防接种史、疾病史、家庭环境等;体格测量和评价;全身体检;定期实验室检查如血红蛋白等。

六、体格锻炼

(一)户外活动

除非恶劣天气,鼓励儿童多在户外活动,帮助提高儿童对冷热空气的适应能力,提高机体抵抗力。

(二)皮肤锻炼

(1)皮肤按摩:按摩可以刺激皮肤,不仅有益于循环、呼吸、消化,也促进了婴儿与父母之间的情感交流。

(2)温水浴:温水浴提高了皮肤适应冷热变化的能力。温水浴不仅可以清洁皮肤,也可以促进新陈代谢,增强食欲,还有利于睡眠。

(3)淋浴:适用于 3 岁以上儿童。

(三)体育运动

1.体操类

(1)婴儿被动操:婴儿被动操是指由成人给婴儿做四肢伸屈运动,适用于2~6 个月内小婴儿。被动操可以促进婴儿的血液循环和大运动发育。

(2)婴儿主动操:在成人帮助下,配合音乐,诱导婴儿主动地活动肢体,也可以根据婴儿月龄和发育情况训练抬头、翻身、坐、爬、站、扶走、双手取物等等。

(3)幼儿体操:配合音乐,模仿成人做运动。

(4)儿童体操:比如广播体操、健美操,可以增加动作协调性。

2.游戏、田径与球类

根据不同年龄选择不同的锻炼方式如木马、滑梯、舞蹈、跳绳、各种球类和田径运动等。

七、意外伤害预防

(一)窒息和异物吸入

防止块状食物、坚果类食物以及其他异物如纽扣、硬币等吸入,小婴儿要防止奶汁误吸。进食时不要哭闹、大笑。

(二)中毒

防止食物在加工制作过程中受到细菌、毒品的污染;避免食用有毒食物,如毒菌、鱼苦胆等;避免误服药物。

(三)外伤

防止跌伤、烫伤等。婴幼儿应在成人监护下玩耍,妥善放置开水、油锅、汤锅。

(四)溺水和交通事故

儿童玩水、游泳一定要有成人监护,教育儿童遵守交通规则。

第十章

儿 童 康 复

第一节 大脑性瘫痪

一、概述

大脑性瘫痪简称脑瘫,是自受孕开始至婴儿期各种原因所致的非进行性脑损伤综合征,主要表现为运动障碍及姿势异常。由于病因复杂、发病机制复杂、临床表现多样、可能伴有多种并发症等,使脑瘫的预防与康复治疗成为世界性的难题,多年来世界范围内脑瘫发病率和患病率没有明显下降趋势。

(一)流行病学

脑瘫的发病率在世界范围内为 1.5‰~4‰,平均约为 2‰。我国幅员辽阔,各地经济发展、生活水平及医疗条件差别很大。据文献报道,我国脑瘫发病率为1.8‰~4‰。从调查结果看,脑瘫发病率各国差别不大,城乡差别不大,男性略高于女性。近 50 年来,由于产科技术、围生医学、新生儿医学的发展,新生儿死亡率、死胎发生率均有明显下降,但脑瘫发病率并无减低,而重症脑瘫的比例有增多趋势。

(二)病因

脑瘫的直接病因是在脑发育成熟前,脑损伤和(或)发育缺陷导致以运动障碍和姿势异常为主的综合征。造成脑瘫的病因按时间可划分为 3 个阶段,即出生前、围生期和出生后。

1.出生前

(1)母体因素:母亲孕期大量吸烟、酗酒,理化因素、妊娠期感染、先兆流产、用药、外伤、风湿病、糖尿病、弓形虫病,胎儿期的循环障碍,母亲智力落后,母体营养障碍、重度贫血等。

（2）遗传因素：近年来研究认为，遗传因素对脑瘫的影响很重要，双胞胎同时患脑瘫、家族中已经有脑瘫患儿时，再发生脑瘫的概率偏高。

2.围生期

（1）患脑瘫的危险性随着出生体重偏离同胎龄标准体重的程度而增加，低出生体重儿或巨大儿患脑瘫的概率可高于正常体重胎儿的数十倍。

（2）早产是目前发现导致脑瘫的最主要因素之一。

（3）胎盘功能不全，缺氧、缺血等被认为与脑瘫有关。

3.出生后

新生儿期惊厥、呼吸窘迫综合征、吸入性肺炎、败血症、缺氧缺血性脑病、颅内出血、脑积水、胆红素脑病以及颅内感染、低血糖症、脑外伤等，都被认为是脑瘫的危险因素。

（三）分型

（1）脑瘫按异常运动的特征分为6型：①痉挛型；②不随意运动型；③强直型；④共济失调型；⑤肌张力低下型；⑥混合型。

（2）按瘫痪部位分为5型：①单瘫；②双瘫；③三肢瘫；④偏瘫；⑤四肢瘫。

二、临床表现

（一）痉挛型

痉挛型最常见，占脑瘫的60%～70%，主要损伤部位是锥体系。患儿肌张力增高、姿势异常，被动屈伸肢体时有"折刀"样感觉。主要表现为上肢手指关节掌屈，拇指内收，腕关节屈曲，前臂旋前，肘关节屈曲，肩关节内收；坐位时出现拱背坐位、W状坐位；下肢髋关节屈曲、内收、内旋，膝关节屈曲或过伸展，足内、外翻，尖足，行走时呈剪刀步态；由于关节活动受限，自主运动困难，严重者可出现肌肉痉挛和关节畸形。

（二）不随意运动型

不随意运动型占脑瘫的20%，损伤部位为锥体外系。表现为肌张力动摇不定，在紧张兴奋时肌张力增高，安静和睡眠时肌张力变化不明显，难以用意志控制头、手、脚、上肢等部位的运动，动作不稳，走路摇晃，头部控制差，分离动作困难，当进行有意识、有目的的运动时，不自主运动增多，安静时不随意运动消失。常伴有流涎、咀嚼吞咽困难、挤眉弄眼、表情奇特等。原始反射持续存在并通常反应剧烈，尤其以非对称性紧张性颈反射姿势多见。本型可表现为手足徐动、舞蹈样动作、扭转痉挛等，也可同时具有上述几种表现。此型患儿易紧张、怕受刺激，应注意采取相应的护理措施避免刺激。

(三)强直型

强直型较为少见，由锥体外系损伤所致。表现为肢体僵硬，活动减少，被动运动时，伸肌和屈肌持续抵抗，肌张力呈铅管状或齿轮状增高，无腱反射亢进，常伴有智力落后、情绪异常、语言障碍、癫痫、斜视、流涎等。此型一般临床症状较重，护理困难。

(四)共济失调型

本型不多见，多与其他型混合，约占脑瘫的 5%。主要损伤部位为小脑，表现为平衡障碍，肌张力低下，无不自主运动。本体感觉及平衡感觉丧失，不能保持稳定姿势。患儿步态不稳，走路呈醉酒步态，容易跌倒，步幅小，重心在足跟部，身体僵硬，方向不准确，过度动作或多余动作较多，动作呆板而机械。常伴手和头部轻度震颤，眼球震颤极为常见。语言徐缓，缺少抑扬声调。

(五)肌张力低下型

肌张力低下型表现为肌张力低下，肌力降低，四肢呈软瘫状，自主动作减少，仰卧位四肢外展、外旋，似仰翻的青蛙，俯卧位不能抬头，四肢不能支撑，腹部贴床。由于肌张力低下，易发生吸吮、吞咽困难和呼吸道堵塞。可伴有智力落后，癫痫等并发症。

(六)混合型

两种或几种类型的症状同时存在于一个患儿身上，以痉挛型和不随意运动型症状同时存在为多见。

三、主要功能障碍

(一)运动障碍

脑瘫患儿的运动发育一般不能达到同龄正常儿童的发育水平，常表现为运动模式及姿势异常、原始反射延迟消失、肌张力异常等，不同类型的脑瘫患儿其运动功能障碍表现不同。①脑瘫患儿运动发育异常：翻、坐、爬、站、走等明显落后于正常儿童。②脑瘫患儿肌张力机制受到损伤：可出现肌张力增高导致肢体僵硬；肌张力降低导致肢体松软，不能维持正常体位；肌张力波动导致肢体不随意运动；肌张力不协调导致共济失调。③脑瘫患儿神经反射异常：原始反射及病理反射不能如期消失。

(二)视觉障碍

视觉中枢或传导路损伤在脑瘫患儿中占一定比例,控制运动功能的眼部肌肉受累而导致斜视的脑瘫患儿几乎占半数。主要表现为内、外斜视,视神经萎缩,动眼神经麻痹,眼球震颤及皮质盲。部分脑瘫患儿可存在弱视。

(三)听力损害

脑瘫患儿可伴有听觉神经通路的损伤,易见于不随意运动型。由于是由耳至脑的部分神经损伤,因此称之为中枢性听力障碍,应与儿童常见的由于感染所造成的传导性听力障碍相区别。中枢性听力障碍目前尚无有效方法修复损伤的神经,但应根据损伤的程度,尽早采取积极措施。

(四)言语障碍

部分脑瘫患儿控制语言和发音的肌肉受累,出现语言交流困难,表现为语言发育迟缓、构音不清、发音困难、不能成句说话、不能正确表达甚至完全失语。有1/3～2/3的脑瘫患儿存在不同程度的言语障碍,包括发音障碍、共鸣障碍及发音迟缓等。

(五)癫痫或惊厥

癫痫在脑瘫患儿中比较常见,约有50%的脑瘫患儿容易发生惊厥,有的发生新生儿惊厥,有的只是在儿童时期发生一两次不严重的惊厥。发作时可表现为全身性阵挛、部分发作和继发性大发作。发作时一般以意识丧失和全身抽搐为特征,表现为上睑抬起、眼球上翻、口吐白沫、呼吸增快以及大小便失禁等。

(六)心理行为异常

脑瘫患儿可以出现行为异常,如自残行为、暴力倾向、睡眠障碍、性格异常等。脑瘫患儿对社会、家庭的适应性低于正常儿童,心理适应力低。体质的安定度、个人的安定度低于正常儿童,呈现性格的不安定倾向及发展的不平衡特征。因此,要注意观察脑瘫患儿的行为,采取有效措施预防异常行为的发生,同时要积极矫治,避免症状加重。

(七)学习困难

大约一半的脑瘫患儿伴有轻度或中度学习困难。有的脑瘫患儿看似没有大的问题,但可能存在阅读困难或计算困难。有的患儿阅读和计算非常好,但却难以建立对形状的概念,从而画图画的能力极差。严重的学习困难,更使脑瘫患儿对于走路、说话、活动等的学习十分缓慢。

(八)生活功能障碍

由于运动发育落后和感觉障碍,导致患儿日常生活活动能力降低,如咀嚼吞咽困难、流涎、易受伤、缺乏自理能力等。

(九)智力障碍

智力障碍以痉挛型脑瘫患儿多见,不随意运动型患儿多数智力正常。

(十)其他

脑瘫患儿因肌张力增高,可伴有进食困难和排泄困难;同时因免疫力降低,易发生呼吸系统、消化系统等疾病。

四、康复评定

(一)整体发育水平的评定

常采用适合患儿年龄阶段的发育量表,如贝利婴幼儿发育量表、丹佛发育筛查测验、儿童社会适应量表等,用以判断患儿发育损害的范围和程度,确定其是否存在智力低下、语言障碍和交往障碍等伴随障碍。同时也要了解患儿家属对疾病的认知及对治疗的要求和希望,以判断其对治疗的依从性和参与性。

(二)运动功能评定

(1)运动功能发育评定:如皮博迪运动发育量表和脑瘫儿童粗大运动功能评估。

(2)异常姿势和运动模式的评定:如观察患儿仰卧位、俯卧位、坐位、跪立位及立位行走的姿势和运动模式等。

(3)肌力评定:常用的肌力测定方法有徒手肌力检查、简单器械的肌力测试、等速肌力测试。

(4)肌张力评定:常用改良阿什沃思量表进行评定。

(5)关节活动度评定:可选用不同的测量工具,如各种量角器、皮尺等,必要时也可用 X 线或摄像机拍摄后进行计算分析。临床上应用最普遍的是量角器。

(6)平衡与协调功能评定。

(7)步态分析。

五、康复治疗

脑瘫的康复是针对患儿存在的各种功能障碍进行全面的、多样化的康复治疗和护理,帮助患儿获得最大的运动、智力、语言和社会适应能力,以改善生活质量,适应家庭和社会生活。

(一)物理治疗

物理治疗包括运动疗法及物理因子疗法。

1.运动疗法

运动疗法是小儿脑瘫康复治疗广泛采用的康复治疗技术,如:①关节活动技术的主动运动、主动助力运动和被动运动;②关节松动技术;③软组织牵伸技术;④肌力训练技术的主动助力运动、主动运动、抗阻力运动;⑤牵引技术;⑥神经生理治疗技术中最常应用的神经发育疗法。上述各类技术中,最为广泛采用的是神经发育疗法。我国于20世纪80年代初期最早引入的是治疗小年龄组脑瘫的诱导疗法以及被广泛应用的神经发育学疗法;鲁德技术、布伦斯特伦技术、本体促进技术、运动再学习等被不同程度地应用。其他技术如强制性诱导疗法、减重步态训练、平衡功能训练等,以及借助于辅助器具的训练都有不同程度的开展。

2.物理因子治疗

物理因子治疗在我国开展较为广泛,包括水疗、传导热疗、经络导频疗法、神经肌肉电刺激、肌电生物反馈、仿生物电刺激的电疗法、超声波疗法、高压氧疗法等。

(二)作业治疗

1.保持正常姿势

按照儿童发育的规律,通过包括游戏在内的各种作业活动训练,保持患儿的正常姿势。

2.促进上肢功能的发育

通过应用各种玩具,以游戏的形式促进患儿正常的上肢运动模式和视觉协调能力;通过使用木棒、鼓棒、拔起插棒等方法,促进患儿手的抓握能力;矫正患儿拇指内收。

3.促进感觉、知觉运动功能的发育

进行感觉统合训练,对于扩大患儿感知觉运动的领域,促进表面感觉和深部感觉的发育,正确判断方向、距离、位置关系等都十分重要。

4.提高日常生活自理能力

作业疗法的最终目的是达到提高患儿的生活自理能力,如:①训练饮食动作时,需要头的控制、手眼协调、手的功能,以及咀嚼、吞咽时相应部位的运动;②训练更衣动作、洗漱动作、排泄动作、洗浴动作、书写动作等。

5.促进情绪的稳定和社会适应性

从婴幼儿起,调整其社会环境,通过游戏、集体活动来促进脑瘫患儿的社会适应性和情绪的稳定。

(三)言语治疗

言语治疗包括:①日常生活交流能力的训练;②进食训练;③构音障碍训练;④语言发育迟缓训练;⑤利用语言交流辅助器具进行交流的能力训练等。

(四)引导式教育

引导式教育对不同年龄的脑瘫患儿,尤其是对 3 岁以上的脑瘫患儿和不随意运动型脑瘫患儿的效果最好。

(五)其他疗法

其他疗法包括传统医学康复疗法、药物治疗、手术治疗、辅助器具及矫形器、马术治疗、多感官刺激、游戏及文体治疗、音乐治疗等。

六、康复护理

(一)环境指导

康复机构治疗环境应设有特殊防护装置,如把手、护栏、防滑地毯等,以保证患儿活动安全。由于脑瘫患儿运动功能障碍及肌张力异常,应采取各种护理措施防止患儿发生意外。保持呼吸道通畅,进食、进水时防止呛入气道,防止分泌物及残存食物阻塞呼吸道;对卧床患儿加用床档等保护具避免坠床;暖水瓶、热水袋等物品远离患儿,防止烫伤。

(二)纠正异常姿势

1.适宜的卧位

正确的体位摆放能使患儿保持正确姿势,从而纠正异常姿势、抑制异常运动模式。

(1)侧卧位:保持双上肢前伸,两手靠近,髋膝屈曲向前,以利于前臂及手的控制,促进双手正中指向,抑制异常反射。侧卧位有利于降低肌张力和促进动作的对称,是痉挛型患儿最佳床上卧位。

(2)俯卧位:可通过颜色、声音以及训练手法刺激促使患儿抬头,有利于训练患儿头部控制能力。也可在其胸前放一低枕头,使其双臂向前伸出,当患儿能向前抬起或能转动时,可以抽去枕头。痉挛型屈曲严重的患儿可采取俯卧位,但有严重 TLR 姿势反射持续存在时,不宜长时间采取俯卧位。

（3）仰卧位：将患儿的头及肩部垫起，屈髋屈膝，以防身体挺直。也可将患儿放置在恰当的悬吊床内，悬吊床中间凹陷的特殊形状可以限制头背屈和四肢过度伸展，保持头部在中线位置。为避免患儿的视野狭窄和斜视，可在床上方悬挂一些玩具，吸引患儿的视线，同时，应将患儿双手放在胸前，以利于患儿手部功能的恢复。对于身体和四肢以伸展为主的脑瘫患儿，可采用仰卧位。

2.正确的抱姿

通过怀抱患儿可以刺激患儿的头部控制能力，纠正异常姿势。

（1）痉挛型脑瘫患儿的抱姿：此型患儿的身体长期处于僵直状态，因此抱这类患儿时，应先控制患儿于屈曲模式，与患儿对面而立抱起患儿，将患儿双腿先分开、屈曲，双手分开，略微低头，也可让患儿把头枕于抱者肩上。

（2）不随意运动型脑瘫患儿的抱姿：此型患儿不自主运动增多，头部控制能力差，因此抱这类患儿时应注意促进头部稳定和正中指向，使患儿的双手合在一起，双腿靠拢、屈曲，抱者站在患儿背面将患儿抱起，尽量贴近抱者胸部。

（3）其他抱姿：共济失调型脑瘫患儿合并有痉挛型或不随意运动型特点，故对这类患儿的抱法与前面基本相同，注意采取相应体位，抑制异常姿势。肌张力低下型的脑瘫患儿，身体像"软面条"一样无力，抱这类患儿时，除了帮助其把双腿蜷起，头微微下垂外，最重要的是给他一个很好的依靠。混合型脑瘫患儿应根据其临床表现以哪一类型为主，采取相应抱姿。

3.睡姿调整

脑瘫患儿由于非对称性紧张性颈反射持续存在头偏向一侧，不能保持头的中立位，应时常调整患儿的睡姿。可采用侧卧位，睡眠时将患儿双手合拢放于胸前，使患儿双手趋近身体中心位，缩短两上肢之间的距离，并抑制角弓反张及头部、躯干和四肢的非对称姿势，也可采用悬吊式软床上的仰卧位与侧卧位交替。

4.坐位体位

（1）椅或凳坐位：脑瘫患儿可通过坐椅子或凳子维持正确的坐位体位，进而使双下肢承重，提高整个身体的协调能力。①痉挛型脑瘫患儿：可选用不带靠背的凳子或小木箱练习坐姿，保持头颈与脊柱成一直线，同时髋关节屈曲，膝关节屈曲，全足底着地；②不随意运动型脑瘫患儿：可选用高度适合的靠椅，令其髋、膝和踝关节均屈曲成90°，促进髋关节的屈曲，也可将其两腿分开，置于靠椅的两侧，令患儿骑跨在有靠背的椅子上，双手抓住靠背；③肌张力低下型患儿：坐在椅子上表现为脊柱不能竖直，不能抬头，可用两手扶持在患儿的两侧腰骶部，四指在外侧，拇指放于脊柱的两侧，轻轻向下推压，给患儿一个支点，促进患儿抬头与躯干伸直。

(2)床上坐位：①痉挛型脑瘫患儿，操作者在患儿身后，用两上肢从患儿双腋下伸向大腿，扶住大腿内侧，将患儿拉向自己，使患儿躯干的重量负荷于他自己的坐位支撑面上，并要保持两下肢外展的姿势；②不随意运动型的患儿，床上的最佳坐位应该是屈曲患儿的双下肢，使患儿形成一种腹部紧贴大腿的坐位，然后握住患儿的双肩，缓慢加压的同时将两肩向前向内推压，使患儿将两手伸出，在前面支持身体或抓玩具。

5.站立体位

站立是行走的基础，正确的静态站立体位是两腿站直、脚底踩平，头居中，躯干伸展，双肩与双髋分别处于水平位。动态的站立体位是指站立时头、躯干、四肢各部位可任意的进行，适当活动而仍能保持平衡。患儿能保持坐位平衡后，可进行站立训练。

(1)扶站：①肌张力低下患儿。用身体支持患儿站立，操作者先固定患儿双足，然后一只手扶住其胸部，另一只手扶住其膝关节，若该患儿腰腹肌无力，脊柱不能充分伸展时，则用胸部给予支撑，令其站立。②痉挛型双瘫患儿。操作者首先鼓励其站立，在必要时，从其后面给予膝部一定的支撑，引导其向前、后、左、右进行慢慢地摆动；使身体保持平衡，并训练其在身体前屈时，足跟随之移动。③具有抓握能力的患儿。令患儿两手抓住栏杆，操作者固定其双脚后，双手扶住其膝关节并向后拉伸，同时，用上臂抵住其臀部，然后用语言诱导其双下肢节律性地用力向上起，此过程中，扶膝关节的手要一松一紧；或者令患儿站于平行杠之间，双手扶杠，若患儿不能很好的抓紧双杠，操作者可用手掌压在其手背上，固定其双上肢，并给予一定的扶持，使其习惯扶杠站立。

(2)靠站：脑瘫患儿靠墙站立，操作者可帮助患儿把双手放置身体两侧，臀部、躯干靠墙，双足分开等于肩宽，并固定患儿的双足，平放于地面。①对于脊柱前凸的患儿，操作者可用手轻轻地推顶其腹部，使其脊柱伸展或在腹部加用一定的重力，使患儿的重心垂直于地面，置于双足中间。②对于腰腹肌无力的患儿，操作者用双手握持患儿双肩，以达到能够靠墙站的目的之后，再固定其双足。为使患儿的平衡能力得到进一步提高，可使用左右移动其骨盆的办法来调节患儿的重心。③为使患儿膝关节得到很好的控制，可握住患儿双膝，使其处于一定角度的前屈位，对于膝关节呈前屈位的患儿，操作者可采用夹板和双手被动矫正，达到使其主动用力的目的后，解除夹板；对于膝关节过伸展的患儿，则采用膝关节固定，在其靠墙站时，双手握住双膝关节，使其处于一定角度的前屈位，使患儿膝关节得到很好的控制。

（3）独站：对于所有的脑瘫患儿来讲,学会正确的站立是学会正确行走的基础。可以逐渐减轻对患儿的扶持,直到其能独站为止。正确的站立姿势是头部保持在正中位,上身挺直,髋、膝伸展,双腿稍分开,脚掌平放在地面上,双足与肩同宽。操作者双手控制患儿肩部和腰部,双足置于其双足外缘并夹紧,将操作者的双足踩在患儿的足面上固定,然后根据情况,操作者的双手从半脱离到全脱离其身体的方法以训练其单独站立的能力,根据患儿在脱离帮助的情况下所表现的各种姿势进行调整及诱导。同时,操作者应计算患儿站立的时间,用"一、二、三、四、五……"等来激发患儿的积极性,以配合各种训练动作能够完成,采用不固定双足的方法进行训练。

患儿能独站后,可进行立位平衡训练。患儿能保持静态站立平衡后,可进行动态站立平衡训练,例如：让患儿站立时,身体向前、后、左、右倾斜,使身体重心向两侧髋、膝部转移,或让患儿双下肢在一前一后情况下,倾斜身体,令其一侧下肢承重的情况下,控制另一侧下肢向前做小幅度的跨步动作,双下肢交替进行。当患儿能够支撑这一动作之后让患儿脱离帮助,自己站起并反复诱导,更好地提高患儿的平衡能力及头、躯干、下肢的协调能力。

（三）促进日常生活活动能力

1.进食护理

（1）进食姿势的选择：应以避免全身肌张力升高,避免不必要的不自主运动或异常运动模式出现,保持身体左右对称,促进正中指向为原则。可采用抱坐进食、面对面进食和坐姿矫正进食等方法。对于坐位困难的患儿可用靠垫等予以支撑身体,调整双手的位置靠近胸前正中,进而辅助进食;也可让患儿坐在固定的椅子上进食,通过固定坐姿矫正,维持有利的进食体位。

（2）辅助进食：对于咀嚼、吞咽困难的患儿,护理人员要积极进行辅助进食,将食物喂到患儿口内时,要立即用手托起小儿下颌,促使其闭嘴,若食物不能及时吞咽,可轻轻按摩患儿颌下舌根部,以促进吞咽动作的完成。

（3）进食注意事项：进食时保持颈部竖直,利于吞咽,避免呛咳;在喂食时,切勿在患儿牙齿紧咬的情况下,强行将食匙抽出,以防损伤牙齿及口腔黏膜,应待患儿自动松口时,将食匙迅速抽出;喂食时要使患儿保持坐位或半坐位,头处于中线位,避免患儿头后仰时导致异物吸入。同时,患儿进食时应创造良好的进食环境,避免精神刺激,鼓励较大年龄的患儿学习进食动作,完成独立进食。

2.穿脱衣物的护理

(1)衣服的穿脱:穿套头衫或背心时,先穿上患侧或功能较差侧袖子,再穿上健侧或功能较好侧袖子,然后以健手为主将衣服套入头部,拉下衣角;脱衣时,先以健侧或功能较好的手为主拉起衣角,将衣服从头上脱下,然后以健侧或功能较好的一侧先脱下衣袖,患侧或功能较差的一侧后脱。穿对襟衣服时,可先将其下面的纽扣扣好,根据患儿的情况,留1~2个上面的纽扣不扣,然后按照套头衫的穿脱方法进行训练。

(2)裤子的穿脱:患儿取坐位,先将患侧或功能较差的下肢套入裤筒,再穿另一侧,然后躺下,边蹬健足边向上提拉裤子到腰部并系好。脱法与穿法相反。

3.洗漱护理

(1)洗脸、洗手:对于年龄较小、不能维持坐位、手功能极度低下的患儿,由他人帮助取合理、舒适的体位洗漱;对于能取长腿坐或坐位不稳的患儿进行洗脸、洗手时,鼓励患儿将双手放在一起,保持正中位;如果患儿双膝不能伸直可让患儿坐在凳子或矮椅子上进行洗脸、洗手;对能站立的患儿可让其一手有抓握物体做支撑,另一手进行洗脸,毛巾可做成手套,洗起来更加方便。

(2)辅助洗浴:对不同类型的脑瘫患儿,洗浴的方法也不相同。①痉挛型:此型患儿在洗澡时应采取俯卧位,这样可抑制伸肌高度紧张,有效抑制异常反射的出现,对于这类患儿最好选择盆浴,水温要适度,避免淋浴和水温不适给患儿带来的不良刺激。②肌张力低下型:此型患儿在洗澡时应采取半坐位,可选择使用"沐浴床"进行训练,这样可给予头部、颈部、躯干足够的支持,有助于沐浴动作的完成。将"沐浴床"安装在配套使用的长圆形浴盆上,让患儿坐在浴盆中,水浸泡到患儿胸部为宜。③不随意运动型:此型患儿在洗澡时应采取坐位,并采取躯干加固定带的方法,这样有利于沐浴动作的顺利完成。

(3)独自洗浴训练:对于平衡能力和手功能尚可的患儿,可让他自己练习洗浴,从安全和提供方便的角度考虑,可在浴盆周围安装扶手及特殊装置。

患儿在浴盆中玩耍可以学习许多功能动作,可在水中放一些可漂浮的玩具,也可以让患儿看自己的手、足,从中学习抓握及认识自己身体的能力。同时,脑瘫患儿大多数皮肤感觉缺失,可通过用毛巾摩擦身体、涂抹肥皂等刺激皮肤,增强皮肤的感觉能力。

4.排泄护理

当患儿两岁以上且能自己示意大小便时,才适合排便训练,训练过早常见效甚慢或者失败。家长可以记录下患儿24小时内排便的次数和时间,一般选在患儿集中排便前的半个小时进行训练,定时令患儿在便器或痰盂上坐 15 分钟,让其养成在坐便器上排便的习惯。使用痰盂时,应把痰盂放在一个方形或圆形的痰盂盒中,以增加其稳定性,盒子的高度以患儿坐在其上,双脚能踏到地面为宜,这样患儿在解大小便时坐在上面比较有安全感。对较小的患儿可以放在护理者膝上,一方面可以支持患儿背部并稍向前倾,腿部弯曲,两腿分开,放坐在椅子便盆上。对稍大的患儿选择和设计合适的便桶很重要,可将便桶置于纸箱中,前面有横杆以利于支持,也可以将便桶放置在倒置的板凳中,四周有横杆提供更好的支持。

训练内容包括脱下裤子、坐在便器上、站起、提好裤子的全部过程。如需取手纸,则手纸必须置于患儿伸手可取的范围内。排泄训练实际是一项综合训练,包括穿脱裤子、坐位平衡、蹲起训练、手功能训练等。训练患儿养成定时大小便习惯,并掌握在便盆上排泄的方法,学习使用手纸和穿脱裤子。

5.语言功能训练

首先要保持正确的姿势,维持患儿的头部保持正中位置,在齐平患儿眼睛的高度与其交谈。积极提供语言刺激,激发患儿对语言的兴趣,树立患儿学说话的信心,鼓励患儿发声。当患儿发声时要立刻答应并与其对话或点头示意,同时予以表扬及鼓励。

(四)心理康复护理

护理人员应给予脑瘫患儿更多的爱心,给予患儿家长更多的理解,对其运动、语言、智力等方面的功能障碍不歧视、不嘲讽,对长期接受护理的患儿不厌其烦、态度和蔼,耐心细致地照顾患儿,让其感受到温暖和关爱。经常与患儿交流,包括眼神鼓励、语言沟通和身体爱抚,给患儿讲故事,组织集体游戏,创造良好的成长环境。

第二节 孤 独 症

一、概述

孤独症又称自闭症,是一组终身性、固定性、具有异常行为特征的广泛性发育障碍性疾病,以儿童自幼开始的社会交往障碍、言语发育障碍、兴趣范围狭窄和刻板重复的行为方式为基本临床特征,称之为坎纳综合征。本病以男童多见,未经特殊教育和治疗,多数儿童预后不佳,通常表现为终身智力残疾状态,对儿童健康影响极大。

(一)流行病学

有专家认为,由于我国人口基数大,估计全国有 50 余万孤独症患儿,男女比例差异较大,一般为(4～7):1,但女性患儿症状往往较男性重,智力水平也较低。

(二)病因

造成孤独症的病因和发病机制尚未阐明,在多项研究和实验室中发现,至少可以认为该病是包括多种生物学原因和社会心理因素引起的广泛性发育障碍所致的异常精神行为综合征。对于孤独症病因学的研究,认为该病主要涉及以下几方面原因:①遗传因素;②神经生化代谢因素;③感染与免疫学因素;④中枢神经系统器质性变化和生理功能失调因素;⑤家庭和社会心理学因素。

孤独症中有较高的癫痫患病率,发生率约占全部病例的 1/3,可在儿童早期或青春期发作,在青春期前发病的约为 11%,大多发作不频繁。一般认为 24～36 个月内就开始干预治疗,其预后较 4 岁后治疗好。

二、临床表现

(一)发病特点

孤独症一般在生后 36 个月内起病。多数患儿在婴幼儿期已出现早期症状,至 12～30 个月症状明显。

(二)社会互动障碍

社会互动障碍是孤独症的核心特征之一,即与他人缺乏感情联系,极端孤僻与外界隔离(自闭)。这种征象在婴儿期就表现出缺乏与他人眼与眼的对视,缺少面部表情,对人缺乏兴趣。母亲将其抱着喂奶时,他不会将身体与母亲贴近,不会望着母亲微笑。6～7 个月还分不清亲人和陌生人,不会像正常小儿一样发出咿呀学语声,只是哭叫或显得特别安静。

有的患儿即使 1～2 岁发育正常或基本正常,但起病以后表现有饥饿、疼痛或不舒服时,不会到父母亲身边寻求食物或安抚,或只是拉着父母亲的手去取东西,而不会以言语或姿势来表达。不会伸开双臂要人抱,有的患儿甚至拒绝别人的拥抱,或当抱起他时表现为僵硬或全身松软。当父母离开或返回时没有依恋的表示。和父母易于分离,跟随陌生人也很少有胆怯不安的反应。对亲人呼唤他们的名字时常无反应,以致使人怀疑他们是否有听力问题。不与周围小朋友交往,更谈不上建立友谊,喜欢独自玩耍。

病情较轻的孤独症患儿社交障碍在 2 岁前不明显,5 岁以后患儿与父母同胞之间建立起一定的感情,但患儿仍极少主动进行接触,在与伙伴的活动中常充当被动角色,缺乏主动兴趣。他们青春期后仍缺乏社交技能,不能建立恋爱关系或结婚。

(三)语言沟通障碍

孤独症患儿语言发育障碍十分常见和严重,也是最早容易引起父母注意的症状,常为孤独症患儿的首诊原因。

孤独症的语言障碍是一种质的全面的损害,具体表现:①患儿语言发育延迟或不发育。约一半孤独症患儿终生沉默,仅以手势或其他形式表达他们的要求,或极少情况下使用极有限的语言。②语言内容、形式的异常。不主动与人交谈,不会提出话题或维持话题,他们常常是自顾自地说话,毫不在意对方听不听,也不顾及周围的环境或者别人正在谈话的主题。③刻板重复的语言或模仿语言。可为反复模仿别人说过的话,亦可是患儿重复提类似的问题或要对方回答一样的话,或重复自造的话,并渴望维持这种刻板重复语言和重复简单游戏活动不变,有的患儿则表现出无原因的反复的尖叫、喊叫。④言语音调、节奏的障碍。语言缺乏声调,存在速度、节律、语调、重音等方面的问题,语言单调平淡或怪声怪调,缺乏抑扬顿挫,没有表情配合。⑤非语言性交流障碍。面部表情、手势或姿势语言缺乏,患儿很少用点头、摇头或摆手及其动作来表达其意愿,常以哭或尖叫表示他们的需要或不舒服。

(四)兴趣狭窄、坚持同一性和仪式性强迫性行为

1.对环境倾向于要求固定不变或不正常反应

表现为对日常生活常规变化的拒绝,有的患儿每天要吃同样的饭或菜,数年不变,每天固定的排便时间、地点或便器,出门一定要走某条路线,若变动则表现为烦躁不安,吵闹或拒绝。

2.兴趣狭窄和游戏方式奇特

表现为对某些物件或活动的特殊迷恋,患儿常对一般儿童所喜欢的玩具或游戏缺乏兴趣,尤其不会玩有想象力的游戏,而对某些特别的物件或活动表现为特别的兴趣和迷恋,比如圆的或可以旋转的物品,可达到着迷的程度。

3.刻板、重复的行为和特殊的动作姿势

表现为来回踱步、自身旋转、转圈走、重复地蹦跳,最常见的姿势是将手置于胸前凝视,这种动作常在1～2岁时发生,随着年龄增长而减轻消失,还有扑打、摇动、敲击、撞击、旋转等动作,亦有破坏行为及自伤行为,如咬手、撞头、以拳击墙等,这些行为往往在患儿无事可做时出现,有时则在其兴奋、烦躁时频繁出现。

(五)感觉和动作障碍

大多数孤独症患儿存在对刺激感觉异常,包括对某些声音的反应特别迟钝,如一个突然的声响对于正常儿童会引起惊吓,而孤独症患儿则若无其事。在后面对他们讲话或呼叫他们时,他们似乎像聋人一样没有反应,但对某些刺激又会特别敏感,如当收音机或电视机播广告、天气预报时,音量即使放得很小,他们也会做出相应反应。有些患儿表现为对某些视觉图像恐惧;很多患儿不喜欢被人拥抱,触觉、痛觉异常也较常见。

(六)智能和认知障碍

约3/4的患儿智力落后,但这些患儿可以在某些方面有较强能力,20％智力正常,约10％智力超常。多数患儿记忆力较好,尤其是在机械记忆方面有超常能力,如数字、人名、路线、车牌、年代和日期推算、速算的能力、音乐等。在应用操作、视觉空间技能、即时记忆的测验较优,而那些象征性、抽象思维和逻辑程序的测验上较差。

三、康复评定

(一)一般情况

了解患儿人际交往能力、语言交流及行为特点。对患儿的出生史、生长发育史、母亲孕期情况也应详细了解。既往有无中枢神经系统感染、外伤、中毒等病史,有无发育迟缓及家族中有无孤独症、认知缺陷、精神病等病史。

(二)身体及功能评估

对于语言发育较好又合作的患儿,可采取面对面交谈,但对幼儿或低功能患儿则采用直接观察或参与游戏以了解其与人的交往、合作,模仿情况、运动水平,有无刻板、重复的动作,奇特姿势、行为以及他们的兴趣和注意力等。对学龄期功能水平较高的患儿可选用韦氏儿童智力量表,对语言发育障碍者可选用瑞文推理测验、绘人测验、图片词汇测验,对学龄前或婴幼儿可用贝利婴幼儿发育量表、格塞尔智力量表等,对儿童不合作者可用社会适应量表。

(三)孤独症评定量表

应用较广泛的儿童孤独症评定量表,有孤独症行为评定量表、儿童孤独症评定量表、克氏孤独症行为量表等。

四、康复治疗

孤独症仍无根治的疗法,目前主要是依据学习原理和儿童发展原则,建立教育矫治的策略,在家长积极参与下,教育患儿学习适当的行为及消除不适当的行为。一般而言,药物治疗仅担任辅助性的角色。

(一)特殊教育和强化训练

特殊教育治疗是目前世界各国公认的孤独症的主要治疗方法之一。教育的目标重点应该以生活技能训练、语言训练、交往能力训练为主,教会他们掌握基本生活技能、语言技能、学习技能和有用的社交技能,其中注视和注意力的训练是最基本和最重要的,要及早进行。特殊教育和强化训练由家长、儿科医师、心理医师、特教老师、行为治疗师和语言治疗师共同完成,但应该以家庭为中心开展训练。因此,教给家长有关教育和训练知识特别重要,也可开办专门的日间训练机构开始训练。

(二)行为治疗

治疗重点应放在促进孤独症儿童的社会化和语言发育上,尽量减少那些干扰患儿功能和与学习不协调的病态行为,如刻板、自伤、侵犯性行为。一般采用在高度结构化的环境中进行特殊行为矫正。亦有学者发明了动画交流训练的方法,主要通过各种变换的图片与患儿交流。对患儿进行干预训练,包括声音、姿势、模仿等,从利用简单的图标到利用组成句子,促使患儿建立和改善社交方式。

(三)感觉统合治疗

感觉统合理论是由 Ayres 首先提出,她认为只有通过感觉统合,神经系统的不同部分才能协调工作,使个体与环境接触顺利,并涉及脑功能发展,学习与学习障碍和治疗三部分,感觉统合治疗方法对孤独症儿童的动作协调性、注意力、情绪的稳定及触觉过分防御行为方面有改善。在语言词汇量和表达能力、与人交流方面也有不同程度的改进。Ayres 的感觉统合理论虽然有不完善之处,但它对儿童生理心理问题、学习及行为问题的治疗提供了一个新的治疗手段。

(四)药物治疗

目前药物治疗尚无法改变孤独症的病程,用药目的在于从某种程度上控制或改善某些行为症状,如减轻冲动、多动、破坏性行为,以便为教育训练提供条件。一般来说,多动、易怒在儿童早期较突出,到青少年期或成人期后变为少动与退缩;攻击、自伤在儿童晚期较突出;抑郁、强迫现象在青少年期和成人期较突出。使用的药物有抗精神病药、中枢神经兴奋剂、抗组胺类药、抗抑郁制剂、锂盐和维生素等,但疗效均无定论。

五、康复护理

(一)环境指导

孤独症患儿所在的居室及活动场所应安全、整洁、简单,室内严禁存放危险物品,制止一切影响患儿安全的活动。

情感环境是重要的教育资源,应通过情感环境的创设、利用,有效地促进患儿的发展。患儿周围的人给予患儿一个表扬、一个鼓励对患儿都十分重要,要不放过任何一个微小的动作,努力去挖掘、放大他的优点,只要是行为意义积极的,都要给予口头肯定、鼓励,如"你真行""你真棒",也可给予适当的物质奖励,以此不断强化其积极向上的认同心理。

(二)功能训练指导

1.回合式试验教学法

由指令、反应和结果3个环节构成。护理人员在采用回合式试验教学法时,给孩子简单明确的指令,比如"给我积木"等,对孩子反应的要求十分清晰。每次"试验"时,孩子必须做出反应,并根据反应的情况给予不同的结果。为了促使孩子对指令做出正确而及时的反应,可以使用提示(包括手把手练习、语言提示、手势和操作示范等提示)。回合试验强调任何一种行为变化都和它自身的结果有关联。如果一个孩子学叫了"老师",老师马上高兴地对他(她)笑,并拥抱他(她),孩子可能因此会更多地叫老师。老师对孩子的态度强化了孩子的行为。

开始对孤独症孩子训练时,往往能够使用的只是初级强化物,包括食物、饮料等。在使用初级强化方式时,也要同时使用次级强化手段等,这样才可以逐渐引导孩子接受次级强化手段,如表扬、赞赏、拥抱等。在使用赞赏时,除了说"很好""真棒"以外,也应该明确地表明所强化、表扬的是什么行为。比如,在孩子进行对名词的理解训练时,指令是"把火车给我",孩子果真把火车拿给你了,结果(强化)可以这样说:"真听话,把火车给了老师"。

2.图片交换交流系统

孤独症儿童缺乏必要的言语沟通能力,同时也缺乏必要的替代补偿系统(比如眼神、手势、身体、声音等)来辅助他们的人际沟通。图片交换交流系统就是针对孤独症儿童这一缺陷量身定做的干预和教学技术。护理人员对孤独症患儿护理时,要有效利用图片交换交流系统,它可以是一个需要物的简单集合体,或者表达需要和情感体验的一个图片式的句子,也可以是一个带有特定情境的复杂图片集来描述一个相关的事情或事件。图片交换交流系统可以完全不用语言,也可以用言语辅助其中的一部分。图片交换交流系统并不排斥语言的运用,也不会阻碍语言的发展。

3.结构化教学法

护理人员在利用结构化教学法时,大量利用视觉线索使孤独症儿童了解其一天或一个时段内他(她)所要从事的活动内容,并结构化其活动的场所与内容,使得每一个场所都与所从事的某个特定活动内容相关。结构化教学法的区域可以分成若干工作区和休息区(自由活动区)。比如在他(她)已完成的活动图片(或其他同等意义的视觉线索上)打"√"或画"×",或将下一步活动的图片取下,放到相应的工作区。一旦孤独症儿童理解了这些视觉线索的意义,他(她)就会显示了明显的独立性和活动中的自主性。

4.设定康复护理目标,训练内容充分细化

护理人员与孤独症患儿交往,先要使患儿对护理人员感兴趣,双方能相互沟通,这一阶段往往是最困难的阶段。训练时不可操之过急,不能期望孩子在很短的时间内就能掌握一种或几种技能。需要把要求他们所学的技能分为若干个细小步骤,一小步一小步地朝着制订的目标靠近,直到患儿学会并固定下来。如对患儿进行排便训练时,要求分步骤实施——先带他(她)去厕所、跨上台阶、脱裤子、站起,最后提起裤子、下台阶、洗手。一个项目要反复多次进行训练,但训练时间不宜过长,一般在半小时左右,以免患儿烦躁而放弃学习,护理人员要有耐心,持之以恒,同时,要一边教做,一边鼓励。

5.做到动作-言语-奖励有机结合

护理工作中要适时采用行为治疗中的"积极强化法",在教患儿某一技能时,要不断讲解每一步骤的意义,完成了便给患儿以言语鼓励,并适当地给予物质奖励或正性强化(强化物是喜欢吃的食物和玩具),以便增加孩子对训练的兴趣和减少不愉快情绪的发生。在教育时对孩子行为要宽容和理解,严禁体罚和责骂;还要积极改变对孤独症患儿表现的某一方面的能力,要善于发现、利用和转化。教育和训练强调个体化,训练前后的评估是制订个体化护理方案所必需的,这对治疗结果判断以及进一步治疗的方案制订有重要意义。

(三)心理康复护理

护理人员要有爱心、耐心,正确对待孤独症患儿,有效掌握康复训练方法,与患儿接触中,有的放矢地抓住每个机会,通过与患儿一起游戏,如搭积木、玩玩具等,促进与患儿的感情交流。努力创造一个患儿与其他孩子一起生活游戏的正常环境,经常带患儿外出活动,增加与人群、社会的接触,逐步改变患儿的孤僻性格,提高其社会适应能力。

对于患儿家长,要给予充分的理解和支持,了解他们的想法和要求,耐心解答他们提出的问题,减轻家长的焦虑心理,使他们树立信心,并积极配合和参与对患儿的康复训练,为患儿的康复治疗创造一个良好的氛围。

第三节　言语障碍

一、概述

构成言语的各个环节(听、说、读、写)受到损伤或发生功能障碍时称为言语障碍,包括失语症、构音障碍、儿童语言发育迟缓、发声障碍和口吃等。凡是有言语障碍的患儿都可以接受言语治疗,开始得愈早,效果愈好。言语康复的本身是一种交流的过程,需要患儿的主动参与。

失语症是因脑部损伤,患儿在神志清楚,无精神衰退、感觉缺失、发音肌肉瘫痪等情况下,使原已习得的言语功能丧失所表现出的各种症状。脑血管意外是失语症的最常见病因,其他包括颅脑损伤、脑部肿瘤、脑组织炎症等。

构音障碍是指由于发音器官神经肌肉的病变而引起发音器官的肌肉无力、肌张力异常以及运动不协调等,产生发声、发音、共鸣、韵律等言语运动控制障碍。

言语和语言是人类交流思想的工具,在人们平时的日常生活中,言语和语言两个词往往混用,虽然不会影响意思的理解,但从言语治疗学的角度来说有所区别。言语是音声语言(形成)的机械过程。为使口语表达声音响亮、发音清晰需要有与言语产生有关的神经和肌肉参与活动。当这些神经或肌肉发生病变时,就会出现说话费力或发音不清。代表性的言语障碍为构音障碍,临床上最多见的是假性延髓性麻痹所致的构音障碍。语言是指人类社会中约定俗成的符号系统,人们通过应用这些符号达到交流的目的。语言包括对符号运用(表达)和接受(理解)的能力,也包括对文字语言符号的运用(书写)、接受(阅读)以及姿势语言和哑语。代表性的语言障碍是失语症和语言发育迟缓。

二、临床表现

失语症在所有语言障碍中是一种最复杂的语言障碍。包括对语言符号的感知、理解、组织应用或表达等一个方面或几个方面的功能障碍。失语症的病因多为中枢性损伤,故多合并有不同程度的脑功能低下以及构音障碍,部分患儿还可能合并认知和行为障碍。

失语症的分类:①外侧裂周围失语综合征,包括布罗卡失语、韦尼克失语、传导性失语。②分水岭区失语综合征,包括经皮质性运动性失语、经皮质性感觉性失语、经皮质混合性失语。③完全性失语。④命名性失语。⑤皮质下失语综合征,包括基底核性失语、丘脑性失语。

构音障碍患儿通常听、理解正常并能正确地选择词汇以及按语法排列词句,但不能很好地控制重音、音量和音调。构音障碍通常分为运动性构音障碍、器质性构音障碍和功能性构音障碍三大类。

三、主要功能障碍

(一)失语症

1.听、理解障碍

听、理解障碍是失语症患儿常见的症状,是指患儿对口语的理解能力降低或丧失。根据失语症的类型和程度不同而表现出在字词、短句和文章不同水平的理解障碍。

2.口语表达障碍

口语表达障碍包括:①发音障碍;②说话费力;③错语,常见有3种错语,即语音错语、词意错语和新语;④杂乱语;⑤找词和命名困难;⑥刻板语言;⑦言语的持续现象;⑧模仿语言;⑨语法障碍;⑩复述。

3.阅读障碍

因大脑病变致阅读能力受损称失读症。阅读包括朗读和文字的理解,两者可以出现分离现象。

4.书写障碍

书写障碍包括:①书写不能;②构字障碍;③镜像书写;④书写过多;⑤惰性书写;⑥象形书写;⑦错误语法。

(二)构音障碍

1.痉挛型构音障碍(中枢性运动障碍)

说话费力,音拖长,不自然的中断音量、音调急剧变化,粗糙音、费力音、元音和辅音歪曲,鼻音过重。

2.弛缓型构音障碍(周围性构音障碍)

不适宜的停顿,气息音、辅音错误,鼻音减弱。

3.失调型构音障碍(小脑系统障碍)

元音辅音歪曲较轻,主要以韵律失常为主,声音的高低强弱呆板震颤,初始发音困难,声音大,重音和语调异常,发音中断明显。

4.运动过强型构音障碍(锥体外系障碍)

构音器官的不随意运动破坏了有目的运动而造成元音和辅音的歪曲,失重音,不适宜的停顿,费力音,发音强弱急剧变化,鼻音过重。

5.运动过弱型构音障碍(锥体外系障碍)

由于运动范围和速度受限,发音为单一音量,单一音调,重音减少,有呼吸音或失声现象。

6.混合型构音障碍(运动系统多重障碍)

各种症状的混合。

四、康复评定

(一)失语症评定

通过系统全面的语言评定,发现患儿是否有失语症及其程度,鉴别各类失语症,了解各种影响患儿交流能力的因素,评定患儿残存的交流能力并制订治疗、护理计划。目前国际上还没有统一的失语症检查法。国外比较常用的是波士顿诊断性失语症检查法和西方失语症成套检查法;国内常用的是汉语标准失语症检查法、汉语失语症成套测验、汉语波士顿失语症检查法。

(二)构音障碍评定

通过构音器官的形态和粗大运动检查来确定构音器官是否存在器官异常和运动障碍。包括评定患儿的反射、呼吸、唇的运动、颌的位置,软腭、喉、舌的运动,言语状况等。包括构音器官功能检查和实验室检查。①构音器官功能检查:最常用、方便的构音功能性检查,国外有英国布里斯托尔市弗朗蔡医院的Pamela博士编写的评定方法;国内有改良Frenchay构音障碍评定方法。②实验室检查:包括频谱分析、肌电图检查等。

五、康复治疗

(一)治疗原则

1.早期开始

言语治疗开始得越早,效果越好,在患儿意识清楚、病情稳定、能够耐受训练30分钟时就可开始言语矫治。

2.定期评估

言语治疗前应对患儿进行全面的言语功能评估,了解言语障碍的类型及其程度,使制订出的治疗方案具有针对性。治疗过程中要定期评估,了解治疗效果,根据评估结果随时调整治疗方案。

3.循序渐进

言语训练过程应该遵循循序渐进的原则,由简单到复杂。如果听、说、读、写等功能均有障碍,治疗应从提供听理解力开始,重点应放在口语的训练上。

4.及时反馈

根据患儿对治疗的反应,及时给予反馈,强化正确的反应,纠正错误的反应。治疗内容及时间的安排要适当,要根据患儿的反应适时调整训练的内容、量和难易程度,避免患儿疲劳及出现过多的错误。

5.患儿主动参与

言语治疗的本身是一种交流过程,需要患儿的主动参与,护士与患儿之间、患儿和家属之间的双向交流是治疗的重要内容。为激发患儿言语交流的欲望和积极性,要注意设置适宜的语言环境。

(二)治疗环境

1.环境要求

尽可能安静,避免噪声。

2.器材和仪器

录音机、录音带,呼吸训练器;镜子、秒表,压舌板和喉镜;单词卡、图卡、短语和短文卡;动作画卡和情景卡;各种评估表和评估用盒;常用物品(与文字配套的实物)。

(三)治疗形式

1."一对一"训练

"一对一"训练即一名言语治疗师对一名患儿的训练方式。

2.自主训练

患儿经过"一对一"训练之后,充分理解了言语训练的方法和要求,具备了独立练习的基础;这时治疗师可将部分需要反复练习的内容让患儿进行训练。教材、内容由治疗师设计决定,治疗师定期检查。自主训练可选择图片或字卡来进行呼名练习或书写练习,也可用录音机进行复述、听理解和听写练习。还可用电脑进行自主训练,选择可进行自我判断、自我纠正及自我控制的程序训练。

3.小组训练

小组训练又称集体训练。目的是逐步接近日常交流的真实情景,通过相互接触,减少孤独感,学会将个人训练成果,在实际中有效应用。治疗师可根据患儿的不同情况编写小组,开展多项活动。

4.家庭训练

应将制订的治疗计划、评价方法介绍和示范给家属,并可通过观摩、阅读指导手册等方法教会家属训练技术,再逐步过渡到回家进行训练。应定期检查和评价并调整训练课题及告知注意事项。

六、康复护理

(一)失语症

在康复护理过程中,护士可利用各种方法改善患儿的语言功能和交流能力,通常采取对语言的符号化和解读直接进行训练;以语言各模式间的促通为目的,对信息的传达媒介实行代偿;采取通过认知理论间接作用于交流活动的措施对患儿进行康复,使之尽可能像正常人一样生活。

1.传统措施

传统措施包括许尔失语症刺激疗法、阻断去除法、程序学习法等。许尔失语症刺激疗法是多种失语症治疗方法的基础,应用最广泛。主要原则是护士给患儿一定的语言刺激(设定的课题),患儿对刺激作出反应。如果是正确的反应,护士给予表扬鼓励。正确的反应定型后可以提高语言刺激的难度。如果是错误的反应,护士指出错误,告知正确反应。重复出现错误反应,则降低语言刺激的难度。在听的同时给予视、触、嗅等刺激,多途径刺激可相互促进效果。根据失语症的类型、程度、原发病、年龄、爱好制订适当的训练计划,通常为期3个月,然后再评价,以决定是否继续治疗或修改训练方针。具体训练方法如下。

(1)口形训练:①让患儿照镜子检查自己的口腔动作是不是与言语治疗师做的口腔动作一样;②患儿模仿治疗师发音,包括汉语拼音的声母、韵母和四声;③护士画出口形图,告诉患儿舌、唇、齿的位置以及气流的方向和大小。

(2)听、理解训练:①单词的认知和辨别;②语句理解。

(3)口语表达训练:包括单词、句子和短文练习。

(4)阅读理解及朗诵训练:单词的认知包括视觉认知和听觉认知。①视觉认知;②听觉认知;③朗读单词;④句子、短文的理解和朗读;⑤朗读篇章。

(5)书写训练:①抄写字、词、句子;②让患儿看动作图片,写叙述短句;看情景图片,写叙述文;③写日记、写信、写文章。

2.实用交流能力的训练

失语症患儿如果经过系统的言语治疗,言语功能仍然没有明显的改善,则应考虑进行实用交流能力的训练,使患儿最大限度地利用其残存能力(言语或非言语的),使用最有效的交流方式,使其能与周围人发生有意义的联系,尤其是促进日常生活所必需的交流。交流效果促进法是目前国际上最得到公认的实用交流的训练法之一。在训练中利用更接近实用交流环境的对话结构,信息在护士和患儿之间双向传递,使患儿尽量调动自己的残存能力,以获得实用化的交流技能。适合于各种类型及程度的言语障碍。

具体方法如下:将一叠图片正面向下扣置于桌上,护士与患儿交替摸取,不让对方看见自己手中图片的内容。然后,运用各种表达方式(呼名、迂回语、手势语、指物、绘画)将信息传递给对方,接收者通过重复、猜测、反复质问等方式进行适当反馈,护士可根据患儿的能力提供适当的示范。

3.非言语交流方式的利用和训练

(1)手势语:在交流活动中,手势语不单是指手的动作,还包括头及四肢的动作。训练可以从常用的手势开始,例如,用点头、摇头表示是或不是。训练时,护士先示范,然后让患儿模仿,再进行实际的情景练习,以强化手势语的应用。

(2)画图:对严重言语障碍但具有一定绘画能力的患儿,可以利用画图来进行交流。

(3)交流板或交流手册:适应于口语及书写交流都很困难,但有一定的认识文字和图画能力的患儿。交流板或交流手册是将日常生活中的活动通过常用的字、图片或照片表示出来,患儿通过指出交流板上或交流手册中的字或图片来表明自己的意图。两者的区别在于交流板内容简单,携带不方便,而交流手册不仅内容多,更可以随身携带。如果交流手册的内容很丰富,患儿也可以与人"交谈"。

(4)电脑交流装置:包括按发音器、电脑说话器、环境控制系统等。

(二)构音障碍

1.松弛训练

主要针对痉挛性构音障碍,可进行以下的放松训练:①足、腿、臀的放松;②腹、胸、背部的放松;③手和上肢的放松;④肩、颈、头的放松。

2.发音训练

(1)发音启动训练:深呼气,用嘴哈气,然后发"a",或做发摩擦音口形,然后做发元音口形如"s——u"。

(2)持续发音训练:由一口气发单元音逐步过渡到发 2～3 个元音。

(3)音量控制训练:指导患儿由小到大,再由大到小交替改变音量。

(4)音高控制训练:帮助患儿找到最适音高,在该水平稳固发音。

(5)鼻音控制训练:控制鼻音过重。

3.口面与发音器官训练

(1)唇运动:练习双唇闭合、外展、鼓腮。

(2)舌的运动:练习舌尽量向外伸出、上抬,由一侧口角向另一侧口角移动,舌尖沿上下齿龈做环形"清扫"动作。

(3)软腭抬高。

(4)交替运动:主要是唇舌的运动,是早期发音训练的主要部分。开始时不发音,只做发间动作,以后再练习发音。

4.语言节奏训练

(1)重音节奏训练:①呼吸控制;②诗歌朗读;③利用生物反馈技术加强患儿对自己语言节奏的调节。

(2)语调训练:练习不同的语句使用不同的语调。

第四节 听力障碍

一、概述

听力障碍是指听觉系统的传导、感音以及对声音综合分析等功能异常导致听觉障碍或听力减退。听力学中听力的轻度减退称作重听,重度称为聋,而临床统称为聋。儿童在获得语言之前,尤其是 3 岁以前或 3 岁左右,因为各种原因引起中度以上双耳听力障碍,可因为不能通过声音进行学习而不能获得语言。在获得语言之后的听力障碍,不但可因听力障碍影响对语言的理解,还会因为不能对自己的话声进行听反馈而影响患儿言语的语音语调,从而影响语言的表达。同时,听力障碍还可以影响婴幼儿的情感、心理和社会交往能力的发展,对儿童的成长造成巨大的影响。因此,采取医学、教育、社会、工程等康复手段,充分发挥助听器、人工耳蜗的补偿作用,进行科学的康复训练,减轻耳聋给聋儿造成的听觉、语言障碍及其他不良影响,并使聋儿能听会说,与人进行正常的语言交往,达到回归主流社会的目的,对聋儿、家庭和社会都是有益的。

(一)流行病学

我国耳聋患病率和发病率均较高,患病人数多。听力下降是一种非常常见的先天性疾病,在大约每 1 000 个新生儿中就有一个听力异常。据世界卫生组织估计,2005 年全球听力残疾人数为 2.78 亿,中国有听力语言障碍的残疾人约为 2 780 万,其中儿童有 208.5 万,听力残疾人数居最常见的 5 种残疾(智力、视力、肢体、精神及听力)之首,并以每年新生 3 万聋儿的速度增长。

2006 年"全国第二次残疾人抽样调查"结果显示:0~6 岁儿童听力残疾现患病率为 1.36‰,调查对了解聋儿的实际情况,分析和制订有关政策具有现实意义。加大对听力残疾的关注,特别是针对听力残疾儿童康复需要开展"多重残疾、多种干预"的实践。从 0~6 岁儿童分析,全国听力残疾儿童主要集中在听力残疾一级、二级,为重度和极重度聋,说明儿童期导致听力残疾程度一般较为严重。听力残疾儿童(聋儿)康复作为 3 项康复之一最早被列入国家计划,被誉为抢救性工程。目前全国各级听障儿童听力语言训练机构有 1 700 多个,使 26 万听力残疾儿童得到有效康复,听力残疾儿童康复事业取得了显著的成效。

(二)病因

根据 2006 年全国第二次残疾人抽样调查数据显示,全国 0~14 岁听力障碍儿童(含多种残疾)占前 5 位的致聋原因分别是原因不明(31.02%)、遗传(19.24%)、中耳炎(11.38%)、药物致聋(10.73%)、传染性疾病(3.92%)。

1.遗传因素

如果男女双方或亲属中有遗传性耳聋家族史,婚后生有聋儿的发生率将大大提高。

2.孕期保健

孕妇在怀孕期间病毒感染,接触了苯、甲醛、放射线等有害物质;使用了庆大霉素、链霉素、卡那霉素等耳毒性药物都可以影响胎儿的听觉发育。

3.易引起听力障碍的疾病

出生时的窒息、产伤,出生后的严重黄疸、中耳炎、细菌性脑膜炎、腮腺炎等。

4.其他

噪音、花粉过敏、梅尼埃病等易引起。

(三)耳聋分类

耳聋可分为传导性耳聋、感觉神经性耳聋、混合性耳聋、中枢性耳聋、功能性耳聋(见于成人)5 种类型。

二、临床表现

(一)早期表现

(1)与孩子交谈时,孩子经常会问"什么"或"你再说一遍",或者表现出没有听清的状态。

(2)孩子与人交谈时,有眼睛紧盯着讲话人的嘴的习惯,这是耳聋之人特有的一种"读唇"的表现。

(3)在呼唤孩子时,孩子无反应或反应迟钝,而且孩子对声源的位置判别能力很差。如果在孩子的右方喊他时,他不能准确地把头或身子转向呼唤人的位置,而是转向相反的或者其他的方向。

(4)发音不准确,讲话不清楚,韵母音很重,家长常误认为孩子是在发音器官上出了什么问题。孩子的发音不准确,讲话不清楚,实际上是感觉神经性耳聋的一种特有的表现。

(5)上课时注意力不集中,对教师提出的问题常常答非所问。

(6)看电视或听收音机时,离电视或收音机的距离很近,或喜欢将电视机和收音机的声音开得很大。

(二)常见临床症状

听觉障碍常见的临床症候有耳鸣、听觉过敏、耳聋、幻听及听觉失认、记忆力减退等。

1.传导性耳聋

凡病变局限于外耳和中耳,并影响导音功能者,均为传导性耳聋。特点是有较好的言语辨别力,在噪音背景中听觉相对较好,听力图表现为气传导异常,但骨传导正常。造成传导性耳聋的原因包括:①外耳和中耳的发育畸形,可以采取适当的手术治疗。②外耳道阻塞性疾病,如耵聍。治疗方法为医师取出耵聍。③中耳炎性或非炎性疾病等,是传导性耳聋的常见原因,发病率最高的是学龄前儿童,6 岁以后逐渐降低,部分患儿转为慢性,反复发作可引起传导性听力损失。一般听力损失为 20～40 分贝,部分可达 60～70 分贝。④过敏,严重的花粉过敏可以引起外耳道阻塞及诱发中耳炎。⑤耳硬化症,是一种遗传性骨疾病,气传导听力损失大约为 60 分贝,骨传导听力损失大约为 15 分贝。

2.感觉神经性耳聋

凡内耳的病变或者从内耳到脑干神经通路病变所致的听力损失称为感觉神经性耳聋。病因可为先天性或后天性,药物治疗效果不好。听觉特点为对不同程度的言语识别困难,无气-骨传导间隙,在噪音背景中听觉困难。此类患者特别是儿童,如果听力不是太差,可以通过配助听器和听力语言训练,取得较好效果。造成感觉神经性耳聋的原因有如下几点。

(1)先天性听觉障碍:先天性感觉性耳聋可能由于遗传、基因缺陷或者怀孕期间胎儿受损伤所致。母亲在怀孕的前三个月内患风疹对孩子听觉影响最大,产伤、缺氧或败血症可以致聋。

(2)耳毒性药物:药物使用过量可能引起耳聋,如链霉素、卡那霉素、庆大霉素、奎尼丁、阿司匹林等,表现为听力损伤、眩晕、耳闷胀感、步态不稳。目前耳毒性药物中毒引起听力障碍所占的比例最大,为 30%～40%。

(3)细菌性脑膜炎亦可致后天性耳聋,如在 1～2 岁间发病,可引起严重的耳聋,此病是最常见的引起后天性重度耳聋的病因。腮腺炎及新生儿感染性疾病可能造成内耳损害。

(4)梅尼埃病:此病可引起低频听力障碍,随着病情恶化,可以涉及所有频率,甚至可以引起完全性耳聋,通常为单侧。

(5)听神经瘤:由于肿瘤压迫耳蜗与脑干之间第Ⅷ对脑神经而引起耳聋,通常为单侧发病。

(6)噪声性听觉障碍及声意外:这类耳聋很少见于儿童。

此类患者纯音测听检查:气导曲线低频区的听力基本正常,高频区的听力损失明显;骨导曲线与气导曲线相吻合或低于气导曲线。这说明传音装置功能正常,而感音功能受损。

3.混合性耳聋

患者既有传导性耳聋又有感觉神经性耳聋的症状,通常是气传导的听力损伤大于骨传导的听力损失。

4.中枢性耳聋

脑干到大脑皮质颞叶神经通路的病变可引起中枢性耳聋。

(1)器质性听力障碍:可由感染、外伤等造成,如脑炎、脑膜炎、梅毒、多发性硬化、脑血管意外、枪伤、产伤、颅骨骨折、脑瘤。

(2)词语听觉障碍(感觉性失语):表现为不能理解词的意思、不能说、不能用词表达思想,常见于顶颞叶的损伤。

(3)先天性失语:一些儿童在学习语言上有很大困难,不能发展口语表达,已经发现这些儿童中的一部分有很明显的中频听觉障碍。

5.功能性耳聋

(1)伪聋:见于成人。

(2)精神性:常见于癔症患儿。

三、主要功能障碍

(一)听力障碍

听觉系统的传导,感音以及对声音综合分析等功能异常导致听觉障碍或听力减退。

(二)听力残疾

双耳不同程度的永久性听力障碍,听不到或听不清周围环境声及言语声,以致影响日常生活和社会参与。听力残疾一般包括听力完全丧失及有残留听力,但辨音不清、不能进行听说交往两类。

(三)耳聋听觉障碍

不能听到外界声响的表现,轻者听而不真,重者不闻外声。由于长期的生活习惯,聋的含义可能更广一些,既包括各种轻重不同的听力损失,又包括严重的听觉障碍。

四、康复评定

(一)儿童听力障碍的常用检查方法

1.行为观察法

1岁以下就可以做此检查,最好在孩子睡眠时做,要求声音在 3 000 Hz、

＞90 分贝。可以选用 1 个小型的振荡器,如大铃铛或哨子,当发声的时候,孩子会突然睁开眼睛寻找声源(依照正常婴幼儿听力发育情况判定),这种方法是粗筛选方法。

2.条件反应测听

当孩子在集中精神做某件事的时候给声音,在此之前给一些硬币或其他物品,当他(她)听到声音时把硬币投入一个盒子的孔中,并给予表扬,一般需要20～30 分钟,首先做 2 000 Hz,然后做 1 000 Hz,接下去做 500 Hz,一只耳朵测好,再测另一只耳朵,测完气传导,再测骨传导,如听力都正常继续做 4 000 Hz。

3.视觉加强听力测验

1 岁以上者应用,当扬声器发出声音时,孩子头转向声音,灯一闪看见小动物的活动,来吸引孩子的注意力,也可用于加强孩子的视觉训练。

4.听力计检查法

听力计又称电测听器,现代化的医院均有此设备,3 岁半以上的儿童才能做此项检查,而且智力要正常。一般的听力计可以测出从 125～8 000 Hz 共 7 个音频的最小听阈值,在听力图上以刻度表示,纵刻度表示分贝,横刻度表示 Hz,气传导记录方法右耳用"○"表示,左耳用"×"表示,骨传导右耳用"["表示,左耳用"]"表示,气传导描计在纵线上,骨传导描计在纵线两旁,将所测到的结果按频率不同在听力图上标出,再连成一条线,这就是听力曲线,通常所说"残余听力××分贝",指的是语言频率范围内的平均值,也就是 500 Hz、1 000 Hz、200 Hz 这3 个频率的平均值。

(二)检查中的注意事项

(1)检查者要站在儿童的背后或其看不见的地方。

(2)不让儿童看到发音器(箱、哨、铃、小喇叭)等,以免分散其精力,妨碍检查。

(3)不能用敲桌子、拍掌、叩门等声音进行听力检测,因为有震动感,可影响检查结果。

(三)临床检查

1.全身情况的检查

全身情况的检查包括患儿的精神状态、表情、对周围事物的反应、眼球有无震颤、肢体有无畸形及运动失调等。

2.检查耳部、乳突区及外耳道情况

乳突区耳后有无瘘管及瘢痕,耳郭有无畸形,外耳道有无耵聍栓塞、流血、流水、流脓等情况。

3.鼓膜情况

鼓膜有无穿孔(穿孔后修复情况)、内陷、混浊、石灰沉着及中耳积液。

4.咽喉情况

耳咽管是否通畅,咽反射如何,有无慢性咽炎,扁桃体炎情况,悬雍垂大小有无粘连,有无腭裂,声带是否正常。

5.舌的情况

舌的长短、厚薄、有无口腔底粘连及舌系带短小,舌运动灵活程度等。

6.其他

(1)脑干诱发电位检查:可确切、无损伤地检测出听神经瘤。

(2)X线或CT检查:可了解中耳乳突疾患、耳畸形及耳硬化症等。

(3)化验检查:血常规、尿常规、血脂、血糖、脑脊液、内耳液的检查分析有无异常,这对有关病因诊断很有帮助。

五、康复治疗

儿童听力障碍治疗的目的是支持最佳的语言发育。所有听力障碍儿童应作语言功能的评价,并通过适宜的治疗和康复训练纠正语言障碍。

(一)明确诊断

出生后第1年是语言发育的关键时期,小儿必须从聆听语言直至自发地学说。耳聋小儿只有通过特殊训练才有语言的发育,最理想的是一旦诊断为听力障碍,就应立刻开始训练。必须为耳聋婴儿提供一种语言输入方式。例如,可视性符号语言,能为以后的口头语言发育提供基础。

(二)治疗方法

1.耳聋(感觉神经性耳聋)的治疗

根据不同原因、不同程度的感觉神经性耳聋进行中西医结合药物治疗,滋补肝肾、活血通络。同时进行针灸治疗、物理疗法,使受损坏的耳蜗毛细胞再生,使受抑制的内耳毛细胞被唤醒,改善内耳微循环,排出耳毒性物质的毒素,使听力提高,增加有价值的残余听力,使感觉神经性耳聋得到有效的治疗。

2.听觉(听力与听能)的康复

主要用于7~8周岁以前的聋儿,使之建立起听觉功能。听力是指对声音的感受能力,听能是指对声音的辨别能力。

(1)听觉康复是以利用和发展聋儿的残余听力为目的。通过有计划的声音刺激,在专业人员干预下,使聋儿建立听觉系统功能。

(2)听觉康复的内容包括:①声音认识;②声音感知;③声音注意;④声音定位;⑤声音理解;⑥聆听;⑦语言反馈。

(3)听觉康复的步骤:①听觉察觉;②听觉注意;③听觉定位;④听觉识别;⑤听觉概念;⑥听觉记忆。听觉康复是通过科学方法,使聋哑儿童按照以上步骤,达到能听会听,即听懂别人的话。

3.有声语言的康复

人类思想交流主要是靠有声语言,不是无声语言(如手势语等)。有声语言康复是使聋儿(7周岁以前)建立起有声语言系统,即能说出别人能听懂的话。语言体系由发音、词汇、语法三部分组成,有声语言康复应按语言性质分理解性语言和表达性语言,按先后次序进行。

(1)理解性语言的建立:理解性语言是人类大脑皮质能听明白,但尚不能说出的语言,又称为听者语言,是建立语言的重要的第一步。有的地方训练聋儿机械地说出词汇或短句,但聋儿并不明白其含义,如鹦鹉学舌一般,这是无效的,可能使别人误认为其"会说话"。建立理解性语言,需把声音、词汇、句子与外界客观事物结合起来,需要一套科学的方法和步骤。

(2)表达性语言的建立:表达性语言是人类能够说出使他人明白的话,又称说者语言,是建立有声语言的第二步,分4个阶段进行康复。①接受语言阶段:接受一定量的词汇。②模仿语言阶段:模仿正常人说出自己的话。③提示语言阶段:基本上可以表达,但不完善,需要必要的提示。④流畅语言阶段:比较流畅地运用语言进行表达。以上各阶段都要采用科学方法逐步进行。基本原则是运用正常语言形成规律,结合聋儿的特点,对聋儿的发音器官、构语器官进行有计划的康复训练。

(三)助听器

在学校应提供给单侧性耳聋的小儿一套系统,包括允许教师用话筒将信号送入装在那只好耳内的助听器中,以改善在噪声环境中听人讲话的能力。

六、康复护理

(一)心理康复护理

儿童听力障碍者因听力问题,导致语言障碍,使人际交往能力受到阻碍。患儿精神上非常痛苦,易产生暴躁或沉默不语,有时有攻击行为发生,有与社会隔离和孤独感。护理人员应耐心细致和周到服务,注意自己的仪表、言谈举止,与患儿多接触,关心体贴,防止冷言冷语,多以文字形式交流,适当安排多种文体活动,增进患儿与外界和健康人群的交往与了解,保持其良好的心态。

(二)康复疗法护理

临床上针对儿童听力障碍程度不同,给予不同的康复治疗方法,且进行相对应的康复护理,科学的康复训练,有利于听力障碍儿童的语言恢复,促进聋儿各方面发展,提高日常生活及社会参与能力,提高适应、融入社会的能力。

1.对因治疗

对于中耳炎并发迷路炎的患儿应用抗生素、外科手术治疗;脑桥小脑角肿瘤导致的耳聋,应进行外科手术治疗;由于药物中毒导致的耳聋,应立即停药。尽量避免鞘内、脑室、脑池内注射庆大霉素、链霉素等药物。认真做好聋儿围术期的护理,重视药物护理,防止听力功能再损伤。

2.药物治疗

目前缺乏肯定疗效的药物。应根据临床适当给予 B 族维生素、血管扩张药治疗。中医可根据听力障碍的具体情况进行辨证论治用药施方。应严格掌握药物的适应证、禁忌证、用法、用量等,密切观察用药反应。

3.高压氧治疗

必要时可试行高压氧治疗。高压氧治疗的定义是将患儿置身于高压氧舱内进行加压、吸氧,达到治疗疾病的目的。其原理是压力作用、血管收缩作用、抗菌作用、清除作用、增加机体的含氧量。该治疗应严格掌握适应证,密切观察病情变化,防止氧中毒、气压伤、减压病发生。注意事项如下:吸氧时间控制在 30～60 分钟,采用间歇吸氧。应穿纯棉衣物,禁止穿化纤衣物进舱,禁止带金属物品入舱;禁止将火柴、打火机、儿童玩具手机等易燃易爆物品带入舱内;不进食产气多的食物,如豆制品、薯类等;进舱前排空大小便。因上呼吸道感染时,易引起中耳和鼻旁窦气压伤,故应暂停治疗。患儿及家属应服从医护人员的安排,掌握吸氧方法。治疗中有异常及时通过舱内电话与医护人员联系,以确保患儿安全。

4.针灸疗法

针刺治疗对神经性听力障碍效果较好。常选用耳门、听宫、听会、翳风、翳明为主穴,中渚、合谷、外关、曲池、百会等配穴。在护理针灸治疗的患儿时,应加强安全教育,防止脱针、断针等意外发生。

5.助听器的应用

使用助听器,对所有经医疗方法处理不可逆的听力障碍患儿,是一种重要的康复措施。佩戴助听器可以改善患儿的听力状况,应尽早配用助听器,早期进行听力训练。值得注意,任何类型的助听器选配,均由专业医师根据检查结果开具处方。护理人员应做好助听器使用管理、教育工作。

6.使用电子耳蜗

双耳全聋且配助听器无效时,可考虑施行电子耳蜗植入手术,术后仍需长期的语言训练。对经人工耳蜗筛查有手术指征的患儿,加强围术期的护理,积极做好相关健康宣教,提高家长的康复意识,积极参与治疗和康复训练,掌握康复训练的知识和技巧。

7.言语训练

何谓言语和语言,言语指用以与他人交流的声音;语言是一种符号,它是通过特定的交流信号系统来表达外界的各种思想。因为听力障碍,既影响患儿语言的发育,也影响其智力、心理和精神神经方面的发育。故应对语言障碍患儿进行言语训练,提高其读写、沟通交往能力,提高日常生活及社会参与能力;提高适应、融入社会的能力。

(三)健康教育

听力障碍影响语言的发育,亦影响智力、心理和精神神经方面的发育,它给机体带来的障碍是多元性的,既有生理方面的,也有社会方面的。因此,我们不但要有相对规范的康复治疗手段,更要有相对完善的预防措施。早期开展婴幼儿发育筛查,特别是高危儿发育监测,可以早期发现听力障碍的儿童,使早期开展发育干预、残疾预防成为可能。

1.优生优育

优生优育是避免遗传性听力障碍的有效途径。对于有遗传性疾病家族史的患儿要进行遗传学检查和评价,避免近亲结婚,强调婚前医学检查的重要性。

(1)孕期检查:妇女在怀孕期间,尤其是前 3 个月内,此期是胎儿内耳发育阶段,要注意避免接触耳毒性药物、物理射线的照射、病毒感染、一氧化碳中毒等易引起胎儿内耳发育畸形的因素。

(2)婴幼儿期听力障碍早发现、早诊断、早治疗、早康复,十分重要。3 岁以前的婴幼儿听力水平对于言语的获得非常重要,不同程度的听力障碍可以导致小儿语言发育迟滞、构音障碍以及不能获得语言。早期发现儿童的听力障碍,早期进行康复治疗和康复护理干预,可以避免因听力障碍带来的社会沟通能力障碍,具有现实意义。

2.避免应用耳毒性药物

临床上要合理用药,避免使用耳毒性药物如链霉素、庆大霉素等氨基糖苷类抗生素,尤其是对于婴幼儿、家族成员易感者、以往应用过类似药物的以及听力轻度异常的个体。

3.及早治疗可引起耳聋的病因

(1)全身疾病的治疗:对于可能引起耳聋的全身基础疾病如高血压、糖尿病、肾病等要控制,合理用药,避免累及听力功能。

(2)局部疾病的治疗:对于引起耳聋的常见耳部疾病如慢性化脓性中耳炎、慢性分泌性中耳炎、耳硬化症以及突发性耳聋要积极治疗,避免引起听力障碍。

4.做好相对噪声的防护

巨大的噪音是公害之一,是人类听力的大敌。避免长时间处在噪声环境中,如长期持续佩戴耳机等。故对在噪声环境中工作、生活的人群,要加强职业防护和定期复查、检测个体的听力,防止听力障碍的发生,提高人际交往和生活质量。

5.密切观察

密切观察孩子的听力,早期发现异常及时处理。有计划、有步骤地开展学龄前儿童听力普查工作。利用专门的听力计进行快速筛选式测听,以便及早发现听觉缺陷,找出病因,并采取有效的措施,减轻或降低听力损伤发生。

6.积极开展听觉语言训练

如果发现患儿听力障碍经长期治疗无效,要尽量利用残余听力,防止发音器官的萎缩,矫正聋儿不正确的语音,促使聋儿多用语言,加强听觉语言训练,提高聋儿语言与健康人沟通交往能力。

参考文献

[1] 郝德华.儿科常见病诊疗[M].长春:吉林科学技术出版社,2019.

[2] 刘庆华.现代儿科常见病临床诊疗[M].汕头:汕头大学出版社,2020.

[3] 王晓昆.儿科学临床诊疗与儿童保健[M].长春:吉林科学技术出版社,2018.

[4] 李霞.实用儿科学与儿童保健[M].北京:科学技术文献出版社,2020.

[5] 毛萌,江帆.儿童保健学[M].北京:人民卫生出版社,2020.

[6] 杜晓巧.现代儿童保健与常见病防治[M].长春:吉林科学技术出版社,2019.

[7] 周春清.儿科疾病救治与保健[M].南昌:江西科学技术出版社,2020.

[8] 朱翠平,李秋平,封志纯.儿科常见病诊疗指南[M].北京:人民卫生出版社,2018.

[9] 杜晓巧.现代儿童保健与常见病防治[M].长春:吉林科学技术出版社,2019.

[10] 张淼.儿科疾病治疗与保健[M].南昌:江西科学技术出版社,2020.

[11] 李积涛,周克林.临床儿科常见病诊断治疗[M].北京:科学技术文献出版社,2018.

[12] 刘钢.临床儿科常见病诊疗精要[M].福州:福建科学技术出版社,2019.

[13] 黄先平,张秀伟.儿童康复[M].武汉:华中科技大学出版社,2019.

[14] 赵云雁.儿科常见病诊疗手册[M].北京:金盾出版社,2018.

[15] 王亚男.实用临床儿科疾病理论与实践[M].北京:科学技术文献出版社,2020.

[16] 庄绪伟.儿童保健与疾病诊治[M].长春:吉林科学技术出版社,2019.

[17] 刘景珍.儿科常见病的诊断与治疗[M].开封:河南大学出版社,2019.

[18] 吕国卿.儿科常见病诊疗学[M].天津:天津科学技术出版社,2018.

[19] 刘兴香.现代儿科学与儿童保健[M].北京:科学技术文献出版社,2019.

[20] 王艳霞.精编儿科疾病诊断与治疗[M].长春:吉林科学技术出版社,2020.

[21] 卢云宏,卫东,李慧卉,等.儿科常见病处置精要[M].福州:福建科学技术出版社,2018.

［22］张阳.实用儿童常见病诊疗学［M］.长春:吉林科学技术出版社,2020.

［23］段超英.临床儿科常见病诊治聚焦［M］.哈尔滨:黑龙江科学技术出版社,2019.

［24］孙东升.儿科常见病诊断与治疗［M］.长春:吉林科学技术出版社,2018.

［25］孙雁.儿科常见病临床治疗学［M］.汕头:汕头大学出版社,2019.

［26］陈为兵.儿科常见病诊疗与保健［M］.北京:科学技术文献出版社,2018.

［27］郭燕.临床儿科诊疗思维与实践［M］.长春:吉林科学技术出版社,2020.

［28］牟丽萍.儿科常见病诊断与治疗［M］.北京:科学出版社,2020.

［29］李春玲.实用儿科常见病诊治精要［M］.天津:天津科学技术出版社,2018.

［30］杨卫.儿科常见病诊治［M］.长春:吉林科学技术出版社,2019.

［31］李明合,覃秀香,饶春艳.儿童保健学［M］.北京:中国协和医科大学出版社,2020.

［32］邹艳红,李春玉,刘洁薇.临床儿科常见病诊疗精要［M］.长沙:湖南科学技术出版社,2019.

［33］王海琳.实用儿童保健学［M］.长春:吉林科学技术出版社,2019.

［34］李晓捷.儿童康复［M］.北京:人民卫生出版社,2020.

［35］谭国军.儿科常见疾病临床诊治要点［M］.长春:吉林科学技术出版社,2019.

［36］龚玫芳,郭木金,陈丽丽.情景训练对孤独症儿童早期康复的影响［J］.中外医学研究,2021,19(24):191-193.

［37］王勇.学龄前脑瘫儿童医学康复并教育康复研究［J］.黑龙江科学,2021,12(1):90-91.

［38］刘素云,陈思,张露娇,等.儿童热性惊厥临床特征分析［J］.医学信息,2021,34(8):116-118.

［39］王央燕,周丽珍,张凌姿.儿童支气管哮喘治疗依从性的影响因素分析［J］.中国妇幼保健,2021,36(4):878-880.

［40］高玲,封东进,周琦,等.儿童消化性溃疡临床特征及治疗分析［J］.中国现代医药杂志,2021,23(8):69-71.